Nilesh Patil
Bobbin Gill
Akshaya Deshpande

Implicações endodônticas em pacientes diabéticos

Nilesh Patil
Bobbin Gill
Akshaya Deshpande

Implicações endodônticas em pacientes diabéticos

ScienciaScripts

Imprint

Cover image: www.ingimage.com

This book is a translation from the original published under ISBN 978-620-7-99904-0.

Publisher:
Sciencia Scripts
is a trademark of
Dodo Books Indian Ocean Ltd. and OmniScriptum S.R.L publishing group

120 High Road, East Finchley, London, N2 9ED, United Kingdom
Str. Armeneasca 28/1, office 1, Chisinau MD-2012, Republic of Moldova, Europe
Printed at: see last page
ISBN: 978-620-8-04741-2

RECONHECIMENTO

Um autor de renome afirmou corretamente: "O professor que é realmente sábio não vos convida a entrar na casa da sua sabedoria, mas antes vos conduz ao limiar da vossa mente". É, de facto, um prazer e uma honra expressar a minha profunda gratidão à minha orientadora, **a Dra. Bobbin Gill, Professora Associada**, Departamento de Dentisteria Conservadora e Endodontia, Vyas Dental College and Hospital, Jodhpur, pela sua orientação constante, apoio, encorajamento contínuo e inspiração que me mostraram o caminho para a perfeição na realização desta dissertação.

Gostaria de expressar a minha gratidão ao **Dr. Tarun Gupta, Professor e HOD**, Departamento de Dentisteria Conservadora e Endodontia, Vyas Dental College and Hospital, Jodhpur.

Considero-me abençoado por ter tido a oportunidade de aprender com os grandes professores **Dr. Nirmala Bishnoi**, **Leitor**, **Dr. Vaishak Augustine**, **Professor Sénior**. Estou grata pela sua valiosa experiência, orientação e pelos maravilhosos conhecimentos que partilharam connosco.

Gostaria de agradecer aos meus superiores, **Dra. Swarneet Kakpure, Dra. Aishwarya Arya, Dra. Dishanki Vishwanadulwar**, **Dra. Anita** e ao meu co-professor de pós-graduação, **Dr. Akshaya**, e aos meus juniores, **Dra. Ritu, Dra. Ashlesha e Dra. Pooja**, pelo seu apoio incondicional.

Gostaria de expressar a minha sincera gratidão aos meus pais, **Sr. Bharatrao Patil** e **Sra. Vijaya Patil**, pelo seu apoio incondicional, amor inabalável, fé e sacrifícios intermináveis que fizeram. Sem eles, não teria chegado a esta posição na minha vida e um agradecimento especial ao meu irmão **Ajay Patil.**

DR. NILESH BHARATRAO PATIL

Índice

INTRODUÇÃO 4

VISÃO GERAL DA DIABETES MELLITUS 8

PREVALÊNCIA DE PERIODONTITE APICAL EM PACIENTES DIABÉTICOS 27

A DIABETES E A POLPA DENTÁRIA 33

PATOGÉNESE DA PERIODONTITE APICAL EM PACIENTES DIABÉTICOS 52

ASSOCIAÇÃO ENTRE DIABETES MELLITUS E PERIODONTITE APICAL 61

EFEITOS DA DIABETES NOS RESULTADOS DO TRATAMENTO ENDODÔNTICO 81

CONSIDERAÇÕES SOBRE A TERAPIA ENDODÔNTICA EM DIABÉTICOS 92

CONCLUSÃO 103

REFERÊNCIAS 105

INTRODUÇÃO

A Diabetes mellitus (DM) é uma doença metabólica complexa, caracterizada por hiperglicemia resultante de defeitos na secreção de insulina (tipo 1) ou na ação da insulina (tipo 2). A Diabetes mellitus tipo I abrange cerca de 5% dos indivíduos e é uma reação autoimune que destrói as células β pancreáticas, resultando assim numa insuficiência absoluta de insulina. A Diabetes mellitus tipo II representa 90-95% dos indivíduos e é caracterizada por disfunção das células β e resistência dos tecidos à ação da insulina.([1]) Outras formas de diabetes mellitus que envolvem a capacidade do organismo para produzir, segregar e/ou responder à insulina incluem a diabetes gestacional, síndromes de diabetes monogénica, diabetes relacionada com fibrose cística e diabetes mellitus pós-transplante.

A diabetes é um dos principais problemas de saúde pública e o número de pessoas que sofrem de diabetes está a aumentar rapidamente ([2]). É provável que os pacientes com diabetes conhecida e desconhecida que necessitam de tratamento endodôntico sejam cada vez mais comuns ([3]).

A diabetes mellitus (DM) está a afetar mais de 462 milhões de indivíduos em todo o mundo. Por conseguinte, é importante que o dentista esteja ciente das considerações de gestão para esta população de doentes em expansão. [(1-3,5)] Sabe-se que os indivíduos com Diabetes mellitus, em particular os que têm a doença mal controlada, apresentam complicações sistémicas mais frequentemente do que os que não têm diabetes mellitus. Desencadeia um estado de inflamação crónica em que os produtos finais de glicação avançada e as citocinas pró-inflamatórias estão elevados, enquanto os factores de crescimento dos macrófagos estão diminuídos. Em conjunto, estas alterações prejudicam a função dos leucócitos, o que contribui para uma má cicatrização das feridas e para uma maior suscetibilidade à infeção.[5-9] Alterações no metabolismo ósseo, neuropatia periférica, insuficiência vascular e disfunção autonómica, que por sua vez podem levar à disfunção dos nervos, vasos sanguíneos e capacidade de cicatrização de feridas, têm sido frequentemente descritas em indivíduos com diabetes mellitus.[2] Além disso, estes doentes são também mais propensos a infecções orais e complicações como cáries, hipossalivação, alterações do paladar, candidíase oral, halitose e outras.[2,6]

A periodontite apical desenvolve-se no tecido perirradicular como resultado da necrose pulpar e a presença de agentes patogénicos endodônticos no sistema de canais radiculares, com a subsequente libertação de endotoxinas através do forame apical, ativa a resposta imunitária inata do hospedeiro para aumentar a produção de citocinas e desencadear a osteoclastogénese, levando à reabsorção óssea.[13-15] Em geral, foi relatada uma maior prevalência de periodontite apical em diabéticos do que em não-diabéticos (74% versus 42%, respetivamente).[19] Embora uma associação entre periodontite apical e DM esteja bem estabelecida, a relação entre diabetes mellitus e patose endodôntica não é tão clara, e foram descritos achados controversos. [2,6,11,12] Estudos anteriores avaliaram a sua relação usando uma variedade de abordagens, incluindo comparações diretas da prevalência de periodontite apical, níveis de hemoglobina glicada (HbA1c), ou avaliando os níveis de expressão de citocinas nos tecidos da periodontite apical de pacientes diabéticos e não diabéticos. ([2,7,9]) A possível relação entre processos inflamatórios orais crónicos, como a periodontite apical e a doença periodontal, e a saúde sistémica é um dos aspectos mais interessantes com que se depara a comunidade científica médica e dentária. A periodontite apical é uma lesão inflamatória aguda ou crónica em torno do ápice do dente, causada por infeção bacteriana do sistema de canais pulpares. As lesões perirradiculares consecutivas à periodontite apical resultam de uma resposta inflamatória periapical provocada por irritantes polimicrobianos provenientes dos canais radiculares. Embora o processo infecioso perirradicular produza uma variedade de respostas tecidulares locais com o objetivo provável de confinar e limitar a disseminação dos elementos infecciosos. ()[7]

A diabetes mellitus afecta muitas funções do sistema imunitário e está associada a um atraso na cicatrização e a respostas imunitárias comprometidas. Os efeitos da diabetes mellitus na cavidade oral têm sido amplamente estudados. Complicações como a doença periodontal, a disfunção das glândulas salivares, a halitose, a sensação de ardor na boca e a disfunção do paladar têm sido associadas à diabetes mellitus na literatura científica. As pessoas com diabetes mellitus são também mais propensas a infecções fúngicas e bacterianas, lesões dos tecidos moles orais, processos de cicatrização de feridas orais comprometidos, cáries dentárias e perda de dentes.([22]) Nomeadamente, o grau de controlo glicémico de um doente parece ser um fator significativo na previsão da gravidade e probabilidade de complicações orais.([23]) Por conseguinte, é importante que os dentistas assumam um papel ativo na educação dos doentes sobre o controlo da diabetes mellitus e o potencial impacto da falta de controlo no seu bem-estar oral.

No centro de cada plano de gestão ou tratamento da diabetes mellitus está uma tentativa de restaurar os níveis de glucose no sangue para o mais próximo possível do normal. Em particular, se os níveis de glucose no sangue puderem ser adequadamente geridos e controlados, a progressão para complicações pode ser atrasada ou mesmo evitada.([18]) Em muitos casos, a gestão da diabetes mellitus torna-se bastante complexa com planos de tratamento intensivos; por conseguinte, a adesão do doente é um fator importante para prever o sucesso. A educação minuciosa do doente, o cumprimento da medicação, a adesão a alterações do estilo de vida (ou seja, dieta, exercício) e a monitorização da glicemia em casa são essenciais para alcançar um controlo glicémico adequado. O dentista deve estar ciente dos planos de tratamento dos seus doentes e deve reforçar a importância do seu cumprimento.

VISÃO GERAL DA DIABETES MELLITUS

A diabetes mellitus (DM) é uma doença metabólica crónica caracterizada por uma deficiência na produção de insulina e na sua ação, ou em ambas, que conduz a uma hiperglicemia prolongada com perturbações na maioria dos processos metabólicos no corpo humano [(25)]. A insulina é uma hormona produzida no pâncreas que ajuda a transportar a glicose (açúcar no sangue) da corrente sanguínea para as células, para que estas a possam decompor e utilizar como combustível[54] . As pessoas não podem viver sem insulina. Alternativamente, a DM pode ser considerada como a condição em que o corpo não processa corretamente os alimentos para serem utilizados como energia. O pâncreas, um órgão que se encontra perto do estômago, produz uma hormona chamada insulina para ajudar a glicose a entrar nas células do nosso corpo. O corpo de um doente diabético não produz insulina suficiente ou não consegue utilizar a sua própria insulina tão bem como deveria, o que provoca a acumulação de açúcares no sangue. A diabetes pode causar complicações de saúde graves, incluindo doenças cardíacas, cegueira, insuficiência renal e amputações dos membros inferiores.

A diabetes mellitus é uma doença que afecta a capacidade do organismo para produzir ou utilizar insulina. A insulina é uma hormona

[54]. A diabetes caracteriza-se por hiperglicemia (Fig. 2.1) e perturbações do metabolismo dos hidratos de carbono, das gorduras e das proteínas. Está associada a uma deficiência absoluta ou relativa na secreção de insulina (Diabetes Mellitus 1, DM1)

produzida no pâncreas que ajuda a transportar a glicose (açúcar no sangue) da corrente sanguínea para as células, para que estas a possam decompor e utilizar como combustível. As pessoas não podem viver sem insulina. A diabetes resulta em níveis anormais de glucose na corrente sanguínea. Isto pode causar consequências graves a curto e a longo prazo, desde lesões cerebrais a amputações e doenças cardíacas

ou com resistência à insulina (Diabetes Mellitus tipo 2 , DM2)[(59).] A diabetes mellitus 2 é a forma mais comum da doença, representando 85 a 90% de todos os casos registados[(65)] .

A diabetes mellitus é a doença endócrina mais comum. Mais de 537 milhões de pessoas sofrem desta doença em todo o mundo (IDF) e é provável que aumente para 643 milhões até 2025. A Índia tem o maior número de doentes diabéticos do mundo e é infamemente conhecida como a ***"capital*** mundial ***da diabetes***"[11] .

Os sintomas clássicos da diabetes tipo 1 são a poliúria (micção frequente), a polidipsia (aumento da sede), a polifagia (aumento da fome) e a perda de peso (53)

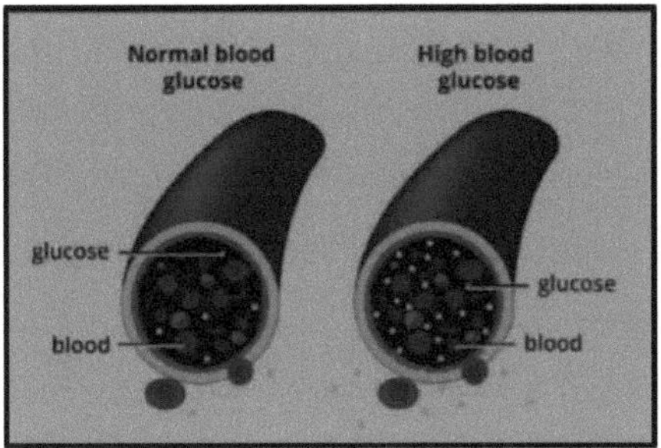

A figura 2.1 mostra o nível normal e elevado de glucose no sangue.

CLASSIFICAÇÃO DA DIABETES MELLITUS:

Existem várias formas de diabetes. Os cientistas ainda estão a definir e a categorizar algumas destas variações e a estabelecer a sua prevalência na população. Os tipos de diabetes incluem

I. Diabetes tipo 1

Uma doença autoimune em que o sistema imunitário destrói, por engano, as células beta do pâncreas que produzem insulina. Isto provoca a diabetes, deixando o organismo sem insulina suficiente para funcionar normalmente, o que se designa por reação autoimune ou causa autoimune.

É responsável por cerca de 5-10% dos casos de diabetes a nível mundial e, normalmente, desenvolve-se mais rapidamente do que outras formas de diabetes. É normalmente diagnosticada em crianças e adolescentes e, por vezes, em adultos jovens. Para sobreviver, os doentes têm de administrar regularmente medicação com insulina. Os seguintes factores podem estar envolvidos neste tipo de diabetes: infeção viral ou bacteriana, toxinas químicas presentes nos alimentos, componente não identificado que provoca uma reação autoimune e uma disposição genética subjacente podem também ser uma causa da diabetes de tipo 1 ([46]). A diabetes tipo 1 costumava ser designada por diabetes juvenil e diabetes mellitus insulino-dependente (IDDM). No entanto, esses termos não são exactos porque as crianças podem desenvolver outras formas de diabetes, os adultos por vezes desenvolvem o tipo 1 e outras formas de diabetes podem exigir terapia com insulina[(54)] .

Causas:

1. Destruição autoimune das células beta

A diabetes tipo 1 desenvolve-se normalmente devido a uma doença autoimune. Isto acontece quando o sistema imunitário do corpo se comporta de forma inadequada e começa a ver um dos seus próprios tecidos como estranho. Por engano, as células das ilhotas do pâncreas que produzem insulina são vistas como o "inimigo". O organismo cria então anticorpos para combater o tecido "estranho" e destrói as células dos ilhéus, o que leva à sua incapacidade de produzir insulina. A falta de insulina suficiente resulta então na diabetes.

Não se sabe por que razão esta diabetes autoimune se desenvolve. Na maioria das vezes, trata-se de uma tendência genética; por vezes, surge na sequência de uma infeção viral, como a papeira, a rubéola, o citomegalovírus, o sarampo, a gripe, a encefalite e a poliomielite[44] . Certas pessoas são geneticamente mais propensas a este fenómeno, embora não se saiba porque é que isso acontece. Outras causas menos comuns de diabetes tipo 1 incluem lesões no pâncreas provocadas por toxinas, traumatismos ou após a remoção cirúrgica da maior parte (ou da totalidade) do pâncreas.

2. Suscetibilidade genética

A hereditariedade desempenha um papel importante na determinação da probabilidade de desenvolver diabetes tipo 1. Os genes são transmitidos de pais biológicos para filhos. Certas variantes genéticas que transportam instruções para a produção de proteínas chamadas antigénios leucocitários humanos (HLAS) nos glóbulos brancos estão ligadas ao risco de desenvolver diabetes tipo 1[(69)] .

3. Factores ambientais

Os factores ambientais, como os alimentos, os vírus e as toxinas, podem desempenhar um papel no desenvolvimento da diabetes tipo 1, mas a natureza exacta do seu papel ainda não foi determinada. Algumas teorias sugerem que os factores ambientais desencadeiam a destruição autoimune das células beta em pessoas com uma suscetibilidade genética para a diabetes[(36)] .

4. Vírus e infecções

Um vírus não pode causar diabetes por si só, mas por vezes é diagnosticada diabetes tipo 1 durante ou após uma infeção viral, o que sugere uma ligação entre os dois. Os vírus possivelmente associados à diabetes de tipo 1 incluem o coxsackievirus b, o citomegalovírus, o adenovírus, a rubéola e a papeira (36).

5. Prática de alimentação de bebés

Alguns estudos sugerem que os factores alimentares podem aumentar ou diminuir o risco de desenvolver diabetes tipo 1. Por exemplo, os bebés amamentados e os bebés que recebem suplementos de vitamina D podem ter um risco reduzido de desenvolver diabetes tipo 1, enquanto a exposição precoce ao leite de vaca e às proteínas dos cereais pode aumentar o risco ([37]).

Diabetes tipo 2

Trata-se de um tipo de distúrbio metabólico, geralmente envolvendo excesso de peso e resistência à insulina. Nestes doentes, o pâncreas produz insulina inicialmente, mas o organismo tem dificuldade em utilizar esta hormona que controla a glicose. Eventualmente, o pâncreas não consegue produzir insulina suficiente para responder às necessidades do organismo (ou seja, a insulina é insuficiente para produzir o seu efeito correto). A diabetes tipo 2 é, de longe, a forma mais comum de diabetes, sendo responsável por 85 a 95% dos casos nos países desenvolvidos e uma percentagem ainda maior nos países em desenvolvimento, tal como indicado pela Federação Internacional de Diabetes. Esta doença pode demorar anos ou décadas a desenvolver-se. Normalmente, é precedida de pré-diabetes, em que os níveis de glucose (açúcar no sangue) estão acima do normal, mas ainda não são suficientemente elevados para um diagnóstico de diabetes. As pessoas com pré-diabetes podem, muitas vezes, atrasar ou evitar a progressão para a diabetes tipo 2 se perderem peso através de melhorias no exercício e na alimentação, como demonstraram o Programa de Prevenção da Diabetes e outros projectos de investigação. O diabetes tipo 2 costumava ser chamado de diabetes de início na idade adulta e diabetes mellitus não dependente de insulina (NIDDM). Estes termos não são exactos porque as crianças também podem desenvolver esta doença e alguns doentes necessitam de terapêutica com insulina(54) .

A diabetes tipo 2 tem causas multifactoriais. Estas incluem:

- Ansiedade,
- Stress,
- Idade avançada,
- Obesidade,

- Estilo de vida sedentário,
- Dieta irregular, etc.

Verificou-se que a obesidade contribui para cerca de 55% da diabetes de tipo II e para a diminuição do consumo de gorduras saturadas ([46]). Vinte por cento das pessoas com esta diabetes de tipo 2 têm anticorpos contra as células dos ilhéus, que são detectáveis no sangue, o que resulta na possibilidade de destruição incompleta das células dos ilhéus. Estes doentes tendem a responder precocemente aos medicamentos orais para baixar o açúcar no sangue, mas podem vir a necessitar de insulina. Não existe uma causa única, mas existem alguns factores predisponentes bem conhecidos, sendo os mais importantes a obesidade (factores ambientais) e uma história familiar (factores hereditários) de diabetes tipo 2. A diabetes tipo 2 resulta da resistência à insulina (quando as células não respondem bem à insulina e não conseguem absorver facilmente a glucose do sangue) e da lesão progressiva das células beta, o que resulta numa secreção insuficiente de insulina pelo pâncreas.

Durante vários anos, a DM tipo II foi observada apenas em adultos, atualmente começou a ser observada também em crianças (i.e. Diabetes de início na maturidade dos jovens). Até ao momento, as causas exactas para o desenvolvimento da diabetes tipo II são desconhecidas, sendo apontados alguns factores de risco significativos. Os mais significativos incluem: excesso de peso corporal, inatividade física e má nutrição. Outros factores que têm impacto são a etnia, a história familiar de DM, a história passada de diabetes gestacional e o avanço da idade[(68)] . A medicação incorrecta conduz frequentemente a uma elevada incidência de diabetes mellitus.

II. Diabetes gestacional

Trata-se de uma perturbação metabólica temporária que qualquer mulher anteriormente não diabética pode desenvolver durante a gravidez, normalmente durante o segundo ou terceiro trimestre. As alterações hormonais contribuem para esta doença, juntamente com o excesso de peso e o historial familiar de diabetes. Cerca de 4% das mulheres grávidas desenvolvem diabetes gestacional ou 135.000 casos por ano, de acordo com a Associação Americana de Diabetes(54) .

A diabetes gestacional é totalmente tratável, mas requer uma supervisão médica cuidadosa durante todo o período de gravidez. Cerca de 20% - 50% das mulheres afectadas desenvolvem diabetes tipo 2 mais tarde(42) .

Causas:

Não se sabe exatamente porque é que algumas mulheres desenvolvem diabetes gestacional, mas existe frequentemente uma história familiar positiva de diabetes mellitus. À medida que a gravidez avança, a placenta produz uma hormona que bloqueia a insulina, o que pode fazer com que os níveis de glucose no sangue da mulher se elevem se não houver insulina suficiente para contrariar este efeito.

III. Diabetes secundária

Diabetes causada por outra doença. Existem muitas fontes potenciais de diabetes secundária, desde doenças como a pancreatite, a fibrose quística, a síndrome de Down e a hemocromatose até tratamentos médicos, incluindo corticosteróides, outros imunossupressores, diuréticos e pancreatectomia ([58]).

Sinais e sintomas:

Os sinais e sintomas da diabetes mellitus são muitos. Esta é a razão pela qual a diabetes é designada como o assassino silencioso. É importante ter em conta que estes sintomas podem ser confundidos com uma doença em si ou com outra doença qualquer. Os sintomas mais comuns e típicos da diabetes são:

i) Poliureia

É a micção excessiva ou frequente que ocorre nos indivíduos diabéticos e é o sinal mais comum da diabetes. Devido ao excesso de açúcar presente na urina, esta tem um sabor açucarado. Normalmente, o corpo reabsorve a glucose quando esta passa pelo rim durante a formação da urina. Mas quando a diabetes aumenta o nível de açúcar no sangue,

Os rins podem não ser capazes de repor toda a urina, o que faz com que o corpo produza mais urina e, por conseguinte, absorva fluidos.

ii) Polidipsia

Devido à quantidade de água perdida através da micção frequente, o corpo sente secura na boca e sede excessiva. O doente tem um desejo intenso de água, mas nunca se sacia

iii) Polifagia

Refere-se à fome excessiva sentida frequentemente pelo doente diabético. Esta fome excessiva surge devido à reação do corpo à falta de glicose que foi perdida como resultado da poliúria, deixando assim as células do corpo famintas. O doente sente-se tentado a ingerir mais alimentos do que o habitual, o que eleva o nível de glucose no sangue e aumenta o peso corporal. Além disso, o corpo converte os alimentos que ingerimos em glucose, que as células utilizam como energia, com a ajuda da insulina. Se o corpo não produzir insulina suficiente, ou se as células resistirem à insulina produzida pelo corpo, a glucose não consegue entrar nas células e, por conseguinte, não há energia. Isto pode fazer com que uma pessoa fique com mais fome e cansada do que o habitual.

iv) Visão turva

A alteração dos níveis de fluidos no corpo pode fazer com que as lentes dos olhos inchem. Estas mudam de forma e perdem a capacidade de focagem. Outros sintomas incluem:

v) Perda de peso não planeada

Se o corpo não conseguir obter energia suficiente dos alimentos, começará a queimar músculo e gordura para obter energia. Isto pode levar à perda de peso, mesmo que não tenha alterado a sua alimentação.

vi) Náuseas e vómitos

Quando o corpo recorre à queima de gorduras, produz cetonas. Estas podem acumular-se no sangue até atingirem níveis perigosos, podendo provocar uma situação de risco de vida chamada cetoacidose diabética. As cetonas podem fazer com que se sinta mal do estômago.

vii) Feridas ou cortes de cicatrização lenta

Com o tempo, o nível elevado de açúcar no sangue pode afetar o fluxo sanguíneo e causar lesões nos nervos, o que dificulta a cicatrização de feridas. Outros sinais incluem disfunção sexual nos homens, infecções vaginais nas mulheres, dormência/formigueiro nas mãos e nos pés, comichão ou pele escamosa, infecções cutâneas e fúngicas e infecções frequentes das gengivas e da bexiga.

DIAGNÓSTICO DE DIABETES

Testes de diabetes:

Estão disponíveis três análises ao sangue para diagnosticar a pré-diabetes e a diabetes em pessoas suspeitas de estarem associadas à doença. São eles;

i. Teste casual de glicose no plasma (sangue)

O critério para um diagnóstico de diabetes com este teste é a presença de sintomas de diabetes e um nível de glucose no sangue igual ou superior a 11,1 mmol/L 200 mg/dl.

ii. Teste de glicose plasmática em jejum (FPG):

O diagnóstico de diabetes é feito quando o nível de glucose no sangue em jejum é igual ou superior a 7,0 mmol/L (126 mg/dl) em pelo menos dois testes. Valores de 100-125 mg/dl indicam pré-diabetes. Um nível normal de glucose no sangue em jejum é inferior a 100 mg/dl.

iii. Teste oral de tolerância à glicose

O critério para o diagnóstico de diabetes com este teste é um nível de glucose no sangue de duas horas igual ou superior a 200 mg/dl. A pré-diabetes é diagnosticada se o nível de glucose no sangue em duas horas for de 140-199 mg/dl.

iv. Teste de glicemia pós-prandial

Mede os níveis de glicose no sangue 2 horas após a ingestão de uma refeição. A glicemia pós-prandial é normalmente efectuada em pessoas com sintomas de hiperglicemia ou quando os resultados de um teste de glicemia em jejum sugerem uma possível diabetes, mas são inconclusivos. Valores de 200 mg/dl ou mais indicam diabetes. Controlo, gestão e prevenção da diabetes.

Independentemente do tipo de diabetes, os doentes têm de controlar a glicemia com medicamentos e/ou aderindo a um programa de exercício físico e a um plano alimentar. Os principais componentes do tratamento da diabetes são;

I) Tratamento medicamentoso da diabetes

II) Tratamento não medicamentoso para a diabetes

I. TRATAMENTO MEDICAMENTOSO DA DIABETES:

Os medicamentos antidiabéticos tratam a diabetes mellitus através da redução dos níveis de glucose no sangue. Com exceção da insulina, do Exenatide e do Pramlintide, todos são administrados por via oral, pelo que são também designados por agentes hipoglicemiantes orais ou agentes anti-hiperglicemiantes orais. Existem diferentes classes de medicamentos antidiabéticos e a sua seleção depende da natureza da diabetes, da idade e da situação da pessoa, bem como de outros factores.

A diabetes mellitus tipo 1 é uma doença causada pela falta de insulina. A insulina deve ser utilizada no tipo I, que deve ser injectada ou inalada. A diabetes mellitus tipo 2 é uma doença de resistência à insulina por parte das células. Os tratamentos incluem agentes que aumentam a quantidade de insulina segregada pelo pâncreas, agentes que aumentam a sensibilidade dos órgãos-alvo à insulina e agentes que diminuem a taxa de absorção da glucose pelo trato gastrointestinal.

1) Insulina:

A insulina é geralmente administrada por via subcutânea, através de injecções ou de uma bomba de insulina. Estão em curso investigações sobre outras vias de administração. Em ambientes de cuidados intensivos, a insulina também pode ser administrada por via intravenosa. Existem vários tipos de insulina, caracterizados pela velocidade a que são metabolizados pelo organismo. A insulina é essencial para o tratamento da diabetes tipo 1. Durante muitos anos, assumiu-se, como um ato de fé, que a normalização da glicose plasmática preveniria as complicações da diabetes. O ensaio sobre o controlo e as complicações da diabetes (American Diabetes Association, 1993) demonstrou que esta fé estava bem fundamentada: os doentes diabéticos de tipo 1 foram aleatoriamente selecionados para um tratamento intensivo ou convencional.

2) Sensibilizadores de insulina:

Os agentes hipoglicémicos orais, incluindo a insulina, são úteis no tratamento da DM tipo 2 e esses agentes incluem sulfonilureias, inibidores da alfa-glucosidase, biguanidas e tiazolidenedionas. O principal objetivo é corrigir distúrbios metabólicos como a resistência à insulina e a secreção insuficiente de insulina.

A) Sulfonilureias

As sulfonilureias foram os primeiros medicamentos hipoglicémicos orais amplamente utilizados. São secretagogos de insulina, desencadeando a libertação de insulina por ação direta no canal KATP das células beta pancreáticas. Os exemplos incluem: Glimepirida, Glibenclamida, Clorpropamida, Glipizida, Gliburida, etc.

B) Meglitinidas

As meglitinidas ajudam o pâncreas a produzir insulina e são frequentemente designadas por "secretagogos de ação curta". O seu modo de ação é original, afectando os canais. Ao fecharem os canais de potássio das células beta pancreáticas, abrem os canais de cálcio, aumentando assim a secreção de insulina. Ex: Repaglinida, Nateglinida, Nateglinida

C) Biguanidas

As biguanidas reduzem a produção hepática de glicose e aumentam a captação de glicose pela periferia, incluindo o músculo esquelético. Embora deva ser utilizado com precaução em doentes com insuficiência hepática ou renal, o motorman tornou-se o agente mais utilizado no tratamento da diabetes de tipo 2 em crianças e adolescentes. Ex: Metformina, Fenformina, Buformina.

D) Tiazolidinedionas

As tiazolidinedionas (TZD) ou glitazonas, pertencem aos medicamentos para a diabetes tipo II. A sua estrutura química é constituída pelo grupo tiazolidina, que produz a principal ação destes ingredientes activos. O seu mecanismo de ação envolve a ativação do recetor ativado por proliferador de peroxissoma (PPAR gama), um recetor nuclear. Esta ação altera a transcrição de vários genes que desempenham um papel no metabolismo da glicose e dos lípidos e no equilíbrio energético (Hauner, 2002). Os principais derivados das TZDs são a pioglitazona, a rosiglitazona e a lobeglitazona.

E) Glucosidase

Inibidores Os inibidores da alfa-glucosidase, também conhecidos como "comprimidos para a diabetes", não são tecnicamente agentes hipoglicemiantes porque não têm um efeito direto na secreção ou na sensibilidade à insulina. São principalmente administrados aos doentes por via oral para diminuir a glucose no sangue. Os inibidores da alfa-glucosidase inibem as alfa-glucosidases que convertem os hidratos de carbono polissacáridos em monossacáridos no sistema gastrointestinal superior. Estes medicamentos retardam a absorção da glucose. A acarbose foi o primeiro medicamento aprovado pela FDA em 1995 e o miglitol seguiu-se em 1996. A sua utilização é bastante limitada porque têm de ser administrados em doses diárias múltiplas e foram registados alguns efeitos secundários gastrointestinais.

F) Terapias à base de incretina

As incretinas são um grupo de hormonas (as duas principais são o GLP-1 e o péptido insulinotrópico dependente da glicose) produzidas pelo

IG que aumentam a secreção de insulina de forma dependente da glicose. Tanto o GLP-1 como o GIP são rapidamente inactivados pela enzima dipeptidil peptidase-4 (DPP-4).

G) Análogos e agonistas do péptido semelhante ao glucagon (GLP)

Os agonistas dos GLP ligam-se a um recetor de GLP da membrana. Como consequência, a libertação de insulina das células beta pancreáticas é aumentada. O GLP endógeno tem uma semi-vida de apenas alguns minutos; assim, um análogo do GLP não seria prático. Exenatide, Liraglutide.

H) Inibidores da DPP-4 (Gliptinas)Dipeptidil peptidase-4

(Os inibidores da DPP-4 são uma nova classe de medicamentos orais para a diabetes que ajudam a perder peso e a diminuir o nível de açúcar no sangue e funcionam através de uma enzima que destrói um grupo de hormonas gastrointestinais chamadas incretinas. Os inibidores da DPP-4 são prescritos para doentes com diabetes mellitus de tipo 2 que não respondem bem à metformina e às sulfonilureias[29] .

I) Análogos ou agonistas da amilina

São injetáveis utilizados no tratamento da diabetes tipo 1 e tipo 2 e são administrados antes das refeições. Inibem a libertação de glucagon enquanto se come, retardando o esvaziamento dos alimentos do estômago. O acetato de pramlintide (SYMLIN) é a classe de medicamento disponível nos EUA que é administrado por injecções subcutâneas. No Reino Unido, não está aprovado pelo National Institute for Health and C are Excellence (NICE) porque pode aumentar significativamente o risco de hipoglicemia grave[29].

II. TRATAMENTO NÃO MEDICAMENTOSO PARA A DIABETES

1) Mudança no estilo de vida

A mudança de estilo de vida é definida como o modo de vida que foi alterado de várias maneiras. O estilo de vida tem sete princípios de bons cuidados com a diabetes, incluindo: aprender muito sobre a diabetes, receber cuidados regulares para a diabetes, aprender a controlar a diabetes, prevenir problemas de diabetes a longo prazo, fazer exames para detetar problemas a longo prazo e tratá-los, etc.

2) Exercício

É muito importante para ajudar a prevenir a diabetes e tem um papel vital no nosso tratamento. O exercício físico é muito importante porque ajuda a perder peso, reduz os níveis de glicose no sangue e mantém-nos baixos durante várias horas após as palavras, pode reduzir o colesterol e a pressão arterial e ajuda a reduzir o stress. O exercício físico torna os tecidos do corpo mais sensíveis aos efeitos da insulina. Isto permite que a insulina empurre mais glicose para fora da corrente sanguínea nas células, o que reduzirá o nível de glicose no nosso sangue.

3) Dieta

A dieta recomenda que se dê ênfase aos alimentos mais ricos em fibras e com baixo teor de gordura. Uma dieta rica em fibras e com baixo teor de gordura pode tornar o corpo mais sensível à insulina. A dieta também envolve a perda de peso, que é outra forma de aumentar a sensibilidade do corpo do doente diabético aos efeitos da insulina.

LIMITAÇÕES ASSOCIADAS AOS MEDICAMENTOS HIPOGLICÉMICOS:

Os agentes antidiabéticos orais exercem os seus efeitos através de vários mecanismos: estimulam as células beta do pâncreas a produzir mais insulina (sulfonilureias e meglitinidas), aumentam a sensibilidade dos músculos e de outros tecidos à insulina (tiazolidinedionas), diminuem a gluconeogénese pelo fígado (biguanidas) e retardam a absorção de hidratos de carbono pelo trato gastrointestinal (inibidores da alfa-glucosidase). Estes tratamentos têm os seus próprios inconvenientes, que vão desde o desenvolvimento de resistência e efeitos adversos até à falta de capacidade de resposta num grande segmento da população de doentes. As sulfonilureias perdem a eficácia em 44% dos doentes no espaço de seis anos. Além disso, estes tratamentos estão associados a efeitos secundários ou mesmo a efeitos tóxicos (por exemplo, as tiazolidinas podem causar toxicidade hepática; as sulfonilureias podem agravar a doença cardíaca, baixar a glicose abaixo do intervalo normal e aumentar o aumento de peso corporal; inchaço, flatulência, diarreia e desconforto e dor abdominal são as principais queixas dos inibidores da glucosidase)[45, 33].

De acordo com a literatura, dois terços dos medicamentos prescritos para utilização em crianças não provaram ser seguros ou eficazes para esta população de doentes '^'. Além disso, nenhum destes agentes hipoglicemiantes controla adequadamente a hiperlipidemia que acompanha frequentemente a doença[31] . As limitações dos agentes antidiabéticos orais atualmente disponíveis em termos de eficácia/segurança, juntamente com a emergência da doença como uma epidemia global, incentivaram um esforço concertado para descobrir medicamentos que possam controlar a diabetes tipo 2 de forma mais eficaz[57] . Além disso, com o aumento da incidência de diabetes mellitus na população rural em todo o mundo e devido aos efeitos adversos da medicina sintética, há uma clara necessidade de desenvolver fontes botânicas indígenas e baratas para medicamentos anti-diabéticos em bruto ou purificados.

PREVALÊNCIA DE PERIODONTITE APICAL EM PACIENTES DIABÉTICOS

A periodontite apical é um processo inflamatório em torno do ápice da raiz de um dente, na sequência de uma infeção bacteriana do espaço pulpar do dente. A lesão óssea associada à periodontite apical é caracterizada radiograficamente pela presença de uma lesão periapical radiolúcida, ou seja, uma imagem radiolúcida que rodeia o ápice da raiz do dente afetado. Quando a RCT falha, a resolução da lesão periapical e a cicatrização completa dos tecidos periapicais não ocorrem, persistindo a periodontite apical. A periodontite apical persistente é caracterizada radiograficamente por uma lesão periapical radiolúcida associada ao dente obturado. A prevalência de evidência radiográfica de periodontite apical persistente é de 31-36% nos EUA e de 24-65% nos países europeus. Os granulomas e quistos periapicais são as lesões periapicais de origem endodôntica mais comuns associadas à periodontite apical persistente. No entanto, algumas das lesões periapicais radiolúcidas associadas a dentes obturados podem não representar uma periodontite apical persistente, mas sim uma lesão incompleta cicatrizada após o tratamento do canal radicular, cicatrizes conectivas periapicais ou patologia não endodôntica.()[77]

Os factores implicados na persistência da periodontite apical não são apenas intra-operatórios, tais como controlo assético inadequado, canal falhado, instrumentação insuficiente e restauração temporária ou permanente com fugas, mas também factores sistémicos, tais como o estado pró-inflamatório e a resposta imunitária comprometida associada a doenças sistémicas. Uma das doenças sistémicas cuja possível associação com a periodontite apical tem sido investigada é a diabetes mellitus.

As formas agressivas de doença periodontal têm sido associadas a um aumento dos níveis séricos de glucose[(77)] especialmente quando a diabetes é mal controlada do que a diabetes controlada[(79)] . Recentemente, juntamente com a periodontite apical, foi descrita uma elevada incidência de perda de inserção periodontal entre os diabéticos[(81)] .

Pelo contrário, a periodontite apical (PA) é primariamente uma sequela da cárie dentária causada pela infeção do sistema de canais radiculares. As lesões perirradiculares consecutivas à PA resultam da irritação dos tecidos perirradiculares por irritantes polimicrobianos provenientes dos canais radiculares, em dentes com polpas necróticas. Várias investigações epidemiológicas mostraram uma alta prevalência de PA, variando de 1,4% *(Erikson H M et al 1995)*[(72)] a 8,0% *(Imefeld et al 1991)* usando o dente como unidade. Quando indivíduos são usados como unidade, a prevalência pode chegar a 61,1% e aumentar com a idade (83,76)

O tratamento do canal radicular é o tratamento eletivo para dentes com PA que devem ser preservados. Existe uma base biológica que sugere que a diabetes mellitus pode afetar a resposta imunitária periapical, provocando um atraso no processo de cicatrização. Consequentemente, seria de esperar uma maior prevalência de lesões periapicais e uma maior taxa de doença pós-tratamento em pacientes diabéticos do que em indivíduos de controlo sem diabetes. No entanto, a literatura sobre a patogénese, progressão e cicatrização da patologia endodôntica em doentes diabéticos é extremamente escassa. Poucos estudos investigaram clinicamente em humanos a possível associação entre a diabetes mellitus e a periodontite apical[73,74] . Pelo contrário, ***Falk et al. (1989)*** não encontraram diferenças significativas no número de dentes entre indivíduos diabéticos e não-diabéticos.

Os resultados do estudo de ***J. J. Segura et al (2005)*** mostram que a prevalência de periodontite apical em pacientes diabéticos é significativamente mais elevada do que em indivíduos de controlo. Este parece ser o primeiro estudo epidemiológico que demonstrou uma correlação significativa entre a diabetes mellitus e a PA. Num relatório anterior *(Bender et al. 1963)*, foi proposto que a cicatrização das lesões periapicais não ocorreria se a diabetes não fosse controlada e que as lesões aumentariam de tamanho apesar do tratamento do canal radicular. Mais tarde, verificou-se que os diabéticos de longa duração apresentavam dentes com lesões periapicais em maior extensão do que os diabéticos de curta duração e os indivíduos não diabéticos ([73]) e foi relatado que os pacientes com diabetes mellitus tinham uma percentagem desproporcionalmente elevada de infecções pulpares ou periodontais clinicamente graves (80).

Recentemente, num estudo de desenho semelhante, ***Britto et al (2003)*** *7*[(0)] um ou mais dentes com periodontite apical foram encontrados em 97% dos pacientes diabéticos (81% em *J.J. Segura et al 2005)* e em 87% dos indivíduos de controlo (58% *J.J. Segura et al. 2005)* e não foram relatadas diferenças significativas na prevalência de periodontite apical entre os dois grupos.

A frequência de dentes com periodontite apical noutros estudos varia de 0,6% *(Eriksen H M et al 2001)* a 9,8% *(Allard et al 1986)*. O intervalo foi amplo, provavelmente devido à variação entre as populações examinadas. A frequência de dentes afectados com periodontite apical entre os doentes diabéticos (6,9%) foi duas vezes superior à do grupo de controlo (3,9%). Estes resultados estão de acordo com um relatório anterior *(Falk H et al 1989)* que encontrou um grupo de indivíduos entre os pacientes com diabetes que tinham mais lesões perirradiculares do que aqueles sem diabetes.

Foram desenvolvidos vários modelos animais para estudar a relação entre a diabetes e as lesões periapicais. Num estudo animal, a diabetes foi induzida em ratos através da utilização de estreptozotocina[(78)]. Os ratos diabéticos apresentaram uma inflamação mais grave no ligamento periodontal apical, reabsorção radicular e reabsorção óssea alveolar do que os ratos de controlo. Além disso, as lesões na área perirradicular eram significativamente maiores do que as do controlo. Outro estudo de ***Fouad et al. 2002*** mostrou um resultado mais grave num modelo de rato diabético tipo 1 após a inoculação da polpa exposta com uma mistura de bactérias facultativas e anaeróbias, em comparação com os ratos de controlo. ()[74]

Recentemente ***(Iwama et al. 2003)*** ([13]) relataram que a reabsorção óssea alveolar foi mais severa e as lesões perirradiculares foram maiores em ratos diabéticos que receberam uma solução de sacarose a 30%, concluindo que as condições metabólicas produzidas pela diabetes mellitus tipo 2 potencializam o desenvolvimento de lesões perirradiculares em ratos. As percentagens de indivíduos com pelo menos um dente obturado não diferiram significativamente entre os grupos diabético (31,3%) e controlo (42,1%), assim como o número de dentes obturados

Tal como foi sugerido anteriormente, a informação do estudo ***J. J. Segura-Egea et al (2005)*** confirma que os indivíduos que têm obturações radiculares devem ser considerados para um exame radiográfico mais aprofundado, uma vez que a evidência radiográfica de uma obturação radicular foi um indicador de risco muito importante para a PA no indivíduo. Os resultados deste estudo estão de acordo com um relatório anterior (Britto et al. 2003) que também encontrou 70,0% dos indivíduos diabéticos com dentes obturados associados a PA e 71,4% no grupo de controlo (P >0,05). Pelo contrário, numa subpopulação sueca, num estudo clínico anterior (Cheraskin & Ringsdorf 1968), a cicatrização radiográfica das lesões periapicais após o tratamento do canal radicular foi monitorizada de perto, mostrando que num grupo de baixa glicose as radiolucências periapicais foram reduzidas numa média de 74% em comparação com uma redução de apenas 48% para um grupo de alta glicose. Recentemente, analisando dados de casos endodônticos não cirúrgicos, Fouad & Burleson (2003) concluíram que os pacientes com diabetes apresentavam um aumento da doença periodontal nos dentes envolvidos endodonticamente e tinham uma probabilidade reduzida de sucesso no tratamento do canal radicular, mas apenas nos casos com lesões perirradiculares pré-operatórias. No entanto, o mesmo investigador referiu que a diabetes não afectou o resultado do tratamento na amostra total (Fouad 2003).

Os resultados de ***Britto et al. (2003)*** [7] mostraram caraterísticas semelhantes: não foi encontrada associação entre a periodontite apical em tratamento de canal per se e o estado diabético. No entanto, estes autores encontraram uma percentagem muito elevada de dentes com obturação radicular tanto no grupo diabético (66,7%) como no grupo controlo (91,3%). As razões para estes resultados são as mesmas que as referidas anteriormente, embora possam também ser atribuídas a melhores cuidados dentários globais com acesso mais fácil à terapia endodôntica na população dos EUA em comparação com a população espanhola.

Os dados, juntamente com os relatórios anteriores em humanos e os estudos em animais, fornecem resultados que sugerem algumas diferenças na história natural das lesões periapicais no paciente diabético e apoiam fortemente o conceito de que a diabetes actua como um fator de risco para a periodontite apical, aumentando a sua prevalência e podendo afetar o resultado do tratamento do canal radicular.

A DIABETES E A POLPA DENTÁRIA

A diabetes mellitus (DM) é uma doença metabólica comum do metabolismo dos hidratos de carbono e dos lípidos que afecta mais de 101 milhões de pessoas na Índia[102] . A doença é causada por uma perturbação da secreção ou da função da hormona insulina, cuja falta provoca um aumento dos níveis glicémicos. Provas recentes indicam que a DM, tanto nos seres humanos como nos animais, pode ser induzida por infecções virais em descendentes geneticamente predispostos[103] - A doença é particularmente prejudicial para os doentes que desenvolvem infecções. O diabético não é mais vulnerável às infecções bacterianas, mas uma vez invadido, há uma maior probabilidade de desenvolver infecções mais graves[104] com uma perturbação na absorção da insulina. Esta vulnerabilidade é causada por um distúrbio circulatório generalizado, atribuído a uma falta de insulina, que controla o metabolismo da glucose, com um consequente fornecimento inadequado de sangue às regiões de lesão[105] . Além disso, o aumento da glicose no sangue no local da lesão pode aumentar a multiplicação bacteriana com morte celular final e apoptose e eliminação de leucócitos com paragem do recrutamento de leucócitos polimorfonucleares (PMN)[106] .

A insulina facilita a entrada de glicose, que circula na corrente sanguínea, nas células do corpo, provocando um aumento do transporte de glicose através da membrana celular. A glicose é transportada através da membrana celular por uma família de proteínas de transporte especializadas denominadas "transportadores de glicose"[107] . A insulina também potencia a ação da glucocinase na fosforilação da glicose em glucose-6-fosfato.

A DM tem dois tipos:

- TIPO 1
- TIPO 2

O tipo 1 está associado a um defeito ou ausência de células beta, as células produtoras de insulina nos ilhéus de Langerhans do pâncreas. O tipo 1 era originalmente conhecido como diabetes mellitus insulino-dependente, em que o doente necessita de insulina exógena para sobreviver. Um mau controlo da insulina pode causar cetoacidose diabética (CAD), uma doença que pode interferir com o acoplamento ou a cicatrização dos ossos.

O tipo 2, anteriormente designado por diabetes mellitus não insulino-dependente, é o tipo mais comum. Ocorre devido a uma função deficiente das células beta ou resistência à insulina, e os doentes não desenvolvem cetoacidose diabética porque existe insulina disponível. A produção de insulina é aumentada com a utilização de agentes hipoglicemiantes orais, por exemplo, sulfonilureias. O início ocorre na meia-idade ou mais tarde, embora haja uma tendência recente para esta doença ocorrer em doentes jovens e obesos; enquanto o tipo 1 ocorre durante a infância ou na adolescência. Não é invulgar que a diabetes tipo 1 se desenvolva em doentes mais velhos ([10] 8). A DM tipo 2 pode eventualmente evoluir para o tipo 1 como resultado do esgotamento do pâncreas ([10] 9).

Uma consideração importante, tanto na DM tipo 1 como na DM tipo 2, é o sistema vascular, especialmente o nível do leito tecidular, semelhante a um esfíncter, baseado em capilares, no qual ocorrem todas as trocas metabólicas de oxigénio, nutrientes e produtos residuais. São afectados vasos sanguíneos de todos os tamanhos, desde a aorta até ao mais pequeno capilar e vénula. Os vasos sanguíneos são danificados pela acumulação de depósitos ateromatosos nos tecidos íntimos do lúmen dos vasos sanguíneos. Além disso, os vasos sanguíneos, em particular os capilares, desenvolvem uma membrana basal espessada, o que prejudica a resposta leucotáctica, e há uma diminuição da capacidade de morte dos PMNs ([11] 0). A hiperglicemia, presente em casos de diabetes mal controlados, resulta na formação de produtos finais de glicação avançada e de glicohemoglobina. A

Os produtos finais de glicação avançada resultam no espessamento da membrana basal dos vasos sanguíneos e capilares. Além disso, um estudo das propriedades reológicas dos leucócitos humanos (glóbulos brancos) e dos glóbulos vermelhos dos diabéticos revelou que estes são mais rígidos do que os leucócitos normais, sem diferença estatisticamente significativa entre PMN e linfócitos ([112]).

Este comportamento caraterístico de obstrução dos vasos sanguíneos na microvasculatura por PMNs microbicidas deficiente, bem como a incapacidade de fornecer os componentes humorais e celulares do sistema imunitário, torna-se importante na doença vascular, como na diabetes. Além disso, a glicohemoglobina (HbAlc) é menos eficaz no transporte de oxigénio do que a hemoglobina.

Os problemas vasculares associados à DM também causam um aumento da infeção anaeróbia, que pode ser atribuída à redução da difusão de oxigénio através da parede capilar. As infecções tornam-se mais graves e duram mais tempo devido à supressão microbicida dos neutrófilos e ao sinergismo das bactérias aeróbias e anaeróbias, atribuído à anoxia. O comprometimento vascular não consegue levar os elementos celulares e humorais do sistema imunitário para a área da lesão. A DM com a cetoacidose diabética associada é a causa predisponente da infeção ([11] 5).

A falta de insulina, a hormona antidiabética, causa um desequilíbrio de fluidos, porque o fluido flui da baixa para a alta concentração de glucose, causando desidratação celular. Assim, num diabético não controlado ou mal controlado, a reação inflamatória é mais aguda devido a menos fugas vasculares e à desidratação celular, causando uma diminuição da diluição do antigénio. A insulina também funciona como protetor ósseo ao prevenir a formação de cetoacidose diabética.

A DM tipo 1 é caracterizada por uma falta de formação de insulina, causada pela destruição das células beta através de um processo autoimune ([11] 3). À medida que as células beta, que estão alojadas nos ilhéus de Langerhans, são destruídas, surgem os sintomas clássicos dos "3 P": Polidipsia, Poliúria, Polifagia; sede excessiva, frequência de micção, ou seja, fome excessiva. Estes podem ser seguidos de letargia, visão turva, coma e, finalmente, morte. As células beta trabalham em conjunto de forma autócrina. Quando a insulina é libertada por um grupo de células beta, a insulina sinaliza outras células beta para segregarem insulina, e esta resposta combinada é suficiente para baixar a glicose no sangue e criar energia ([11] 4). Quando os tecidos não conseguem utilizar a glicose sanguínea, a glicemia aumenta, causando hiperglicemia e glicosúria. Como a energia não pode ser obtida a partir da oxidação da glicose, a gordura torna-se a principal fonte de energia e, quando a gordura é oxidada, os produtos de oxidação são o ácido acetoacético, o ácido beta hidroxibutírico e a acetona ([11] 5). Os doentes que sofrem de DM tipo 1 não têm formação significativa de insulina endógena nos ilhéus do pâncreas porque as células beta, as células formadoras de insulina, foram destruídas pelo sistema autoimune. As evidências apontam para os linfócitos T como os principais agentes de destruição das células beta ([11] 3).

Os pacientes com DM tipo 2 apresentam resistência à insulina, o que prejudica a utilização da insulina que é secretada. Os diabéticos de tipo 2 não estão normalmente sujeitos a produção de cetonas ou acidose e não precisam de depender de insulina exógena. Os doentes podem ser tratados com agentes orais, como as sulfonilureias. Estas actuam principalmente através da estimulação das células beta das ilhotas de Langerhans para aumentar a secreção de insulina ([11] 6). Além disso, outros medicamentos, como as gibuimidas, reduzem a resistência à insulina.

A cetose indica um mau controlo da glicose ou a necessidade de reajustar o tratamento. O perigo é que evolua para desidratação e acidose. Isto pode ocorrer quando não se toma a quantidade de insulina prescrita ou quando a doença não foi reconhecida. A cetoacidose diabética é uma verdadeira emergência médica que requer um tratamento agressivo imediato, podendo também ser causada por uma infeção intercorrente, que induz uma redução da sensibilidade à insulina. Além disso, a cetoacidose diabética provoca um aumento da resistência à insulina que resulta numa inibição considerável da absorção de glucose. Esta inibição pode ser revertida após um tratamento adequado com insulina.

As complicações comuns associadas à DM são a retinopatia, a nefropatia, a neuropatia, a doença microvascular, a infeção e a cicatrização deficiente de feridas. O risco de desenvolver estas complicações foi significativamente reduzido por sistemas de administração de insulina melhores e mais eficientes, com um melhor controlo glicémico. As bombas de insulina a pilhas, atualmente muito utilizadas, estão programadas para administrar uma taxa basal baixa de insulina complementada por bólus de insulina para cobrir refeições ou lanches ([11] 6). A taxa basal é calculada e o doente programa um bólus de insulina antes de cada refeição para imitar a secreção normal das células beta das ilhotas de Langerhans no pâncreas ([11] 6). A utilização de glucocorticóides em diabéticos está contra-indicada porque estes fármacos aumentam os níveis de insulina circulante no doente.

COMPLICAÇÕES ORAIS:

As manifestações orais das infecções ocorrem mais rapidamente e de forma mais grave no tipo 1 do que no tipo 2, DM não controlada. A idade, a duração da doença e o grau de controlo metabólico podem influenciar esta situação. Algumas das queixas orais são a xerostomia (Fig. 4.1) com aumento das glândulas parótidas e uma diminuição do fluxo salivar com uma ligeira dificuldade em engolir alimentos secos, muito provavelmente atribuída à falta de saliva suficiente. Foram descritas sensações gustativas alteradas em alguns diabéticos. Este facto tem sido atribuído a receptores de glicose alterados ou a manifestações precoces de neuropatia diabética ([117]). Há também um aumento da glucose salivar e crevicular, que pode influenciar a microflora oral, causando um aumento do desenvolvimento de cáries e periodontite. (Fig. 4.2) (,[11711] 8).

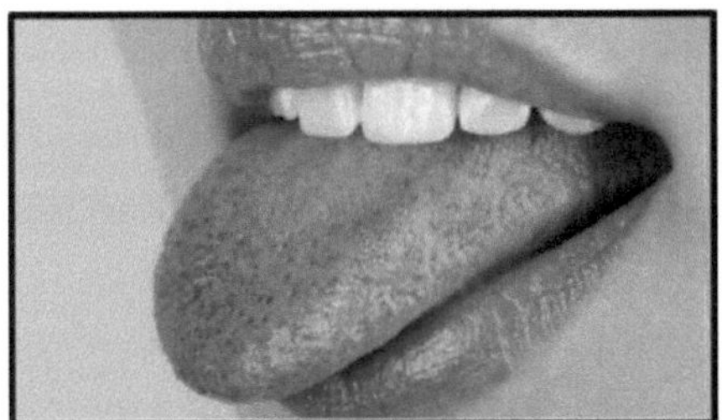

Fig 4.1: Xerostomia

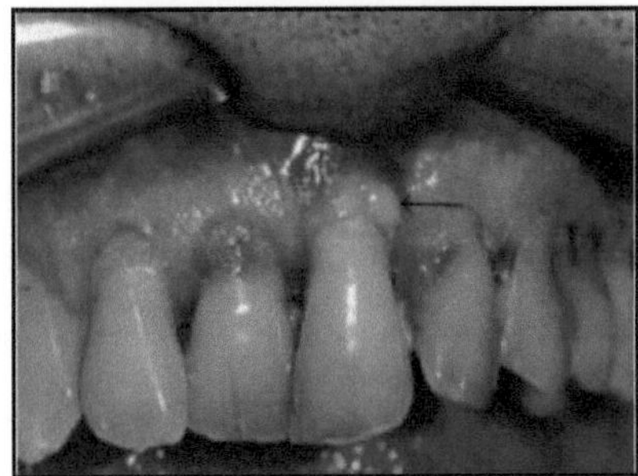

Fig 4.2: Periodontite

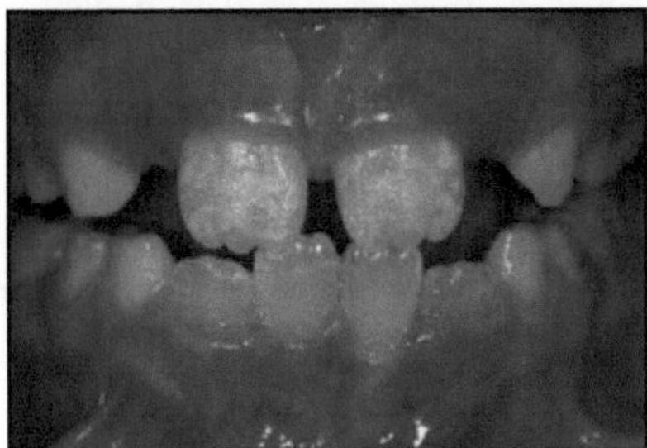

Fig 4.3: Hipoplasia do esmalte

Os descendentes de mães diabéticas demonstraram uma incidência de 28% de hipoplasia do esmalte nos dentes decíduos, em comparação com 3,0% nos controlos ([110]) (Fig. 4.3). Quando as mães foram tratadas com insulina durante a gravidez, a prevalência de hipoplasia do esmalte dos dentes das crianças diminuiu para 9% ([120]). O conteúdo mineral ósseo também pode estar reduzido na DM tipo 1, ou seja, associado a nefropatia acompanhada de complicações de osteodistrofia renal ou hiperparatiroidismo secundário, o que pode resultar em reabsorção óssea alveolar[121] ou interferência na cicatrização radiográfica periapical causada por comprometimento da hidroxilação secundária da 1,25 dihidroxivitamina D, no córtex renal[122].

Um achado clínico pouco frequente na DM é a glossodinia, ou seja, dor na língua, frequentemente associada a xerostomia, e que pode ser o sinal clínico precoce da DM[123]. Esta queixa de glossodinia também é observada em mulheres durante ou após a menopausa como um sinal de estrogenemia. Para evitar tratamentos desnecessários ou inadequados, é essencial que os clínicos reconheçam a possibilidade de as queixas associadas à disfunção salivar poderem ser de origem psicogénica [124,125]

A polpa dentária na diabetes mellitus:

Atualmente, não existem estudos detalhados da polpa humana em DM. Esta afirmação pode ser atribuída à falta de inclusão de exames da polpa dentária nas autópsias hospitalares de rotina. Os registos hospitalares associados poderiam ajudar a estabelecer os antecedentes médicos e o diagnóstico pulpar. O material post-mortem tem muitas vantagens, sendo uma delas a realização do diagnóstico correto. As observações histopatológicas da polpa em diabéticos humanos são limitadas e, até agora, apenas dois estudos histológicos da polpa humana foram relatados de acordo com a análise computacional: ***Russell***[134] e ***Bissada e Sharawy***[135] . Estes investigadores relataram alterações vasculares controversas.

As observações ***de Russell*** foram baseadas em sete pacientes com dentes não cariados extraídos de diabéticos com duração de 15 a 24 anos. As idades variaram de 23 a 39 anos, indicando que estes pacientes podem ser DM tipo 1. Estas polpas foram comparadas com um grupo de controlo de 13 não diabéticos. As alterações observadas no tecido periodontal comparativo foram as mesmas das polpas, angiopatias e membrana basal espessada. Estas alterações localizavam-se tanto nos grandes como nos pequenos vasos sanguíneos da polpa, sendo que as alterações vasculares pareciam mais pronunciadas na zona central das polpas. Essas alterações também foram observadas na região periférica da polpa. Não foram observadas alterações semelhantes nos controlos não diabéticos.

As calcificações neste estudo da polpa foram encontradas tanto em diabéticos como em não diabéticos. No entanto, nos diabéticos estas calcificações eram mais frequentes e tinham muitas vezes a forma de foice. Nos diabéticos, as calcificações eram tão acentuadas que só se viam restos de vasos sanguíneos. As conclusões retiradas deste pequeno e limitado estudo mostram que, na diabetes de longa duração, podem ocorrer alterações vasculares diabéticas tardias na polpa dentária e que, nestes doentes com DM, existe um tipo específico de calcificação.

As observações ***de Bissada e Sharawy*** em 21 polpas dentárias humanas de diabéticos e 20 controlos não encontraram alterações vasculares nas polpas dentárias de ambos os grupos. No entanto, observaram corpos calcificados amorfos nas polpas dos diabéticos. A gengiva, no entanto, mostrou alterações nos pequenos vasos sanguíneos dos diabéticos, resultando em paredes espessadas dos vasos com estreitamento do lúmen. Como os períodos de duração da diabetes não foram mencionados neste estudo, pode-se supor que as alterações vasculares diabéticas na polpa necessitam de mais tempo do que o tecido gengival para produzir alterações vasculares. A maioria das observações nas polpas dentárias de diabéticos pode ser questionada porque não foram feitas avaliações periodontais, e existe uma inter-relação entre a polpa e a doença periodontal.

As polpas dos pacientes que sofrem de DM tendem a envelhecer mais rapidamente devido à endarterite obliterativa e ao facto de a polpa dentária ter uma circulação colateral limitada ou inexistente no dente completamente desenvolvido. Considera-se que a circulação colateral prejudicada e a microvasculatura pobre com inibição da atividade microbicida dos PMN nos diabéticos resultam num risco acrescido de infeção ou necrose pulpar (3[16]). Esta complicação da infeção ocorre através do processo de anacorese ([13] 7). A vasculatura prejudicada também interfere na nutrição dos tecidos, na reparação pulpar e cria um estado microaerófilo para o desenvolvimento de anaeróbios

Doença periodontal no DM:

Os doentes que sofrem de DM tipo 1 ou tipo 2, sob um mau controlo da insulina, manifestam habitualmente um aumento das infecções orais e da periodontite, o que pode estar associado a um aumento da incidência de xerostomia e de infecções oportunistas, como a candidíase [126]. A incidência aumenta entre os diabéticos após a puberdade e à medida que o doente envelhece[127]. Os diabéticos que sofrem de periodontite são mais propensos a desenvolver uma infeção oral grave do que as pessoas não diabéticas. Os PMNs dos diabéticos têm uma atividade microbicida prejudicada [128], e os vasos sanguíneos dos diabéticos mostram um aumento do espessamento da membrana basal dos capilares, ao passo que os não diabéticos não o fazem [129]. Além de manifestarem as alterações anteriores nos capilares gengivais, os diabéticos também apresentam uma rutura das fibras de colagénio na membrana basal [130]. Os diabéticos parecem ter uma menor resistência geral do hospedeiro às infecções.

As infecções graves de qualquer tipo podem aumentar a resistência à insulina e interferir potencialmente com o controlo da diabetes. Há evidências sugestivas de que a necessidade de insulina pode ser reduzida em alguns DM tipo 1 após o tratamento periodontal [131].

Como resultado dos estados biológicos doentes, nomeadamente a aterosclerose com oclusão vascular, a atividade quimiotáctica prejudicada e a incapacidade de entrega de células e componentes humorais do sistema imunitário, a infeção pode propagar-se mais rapidamente. Além disso, as complicações circulatórias das infecções podem interferir com a cicatrização. Estudos demonstraram um atraso na cicatrização de fracturas ósseas fechadas em diabéticos ([13] 2). Além disso, existem provas experimentais de que, na diabetes não controlada, há uma inibição da cicatrização do alvéolo dentário após a extração e um aumento da destruição do osso alveolar[(133)] .

Anacorese:

Os microrganismos podem atingir a polpa dentária através de um processo conhecido como anacorese, em que os microrganismos são transportados pela corrente sanguínea a partir de outra fonte, como uma bacteriémia transitória, com localização bacteriana num tecido pulpar inflamado ou lesionado. Isto é algo semelhante ao desenvolvimento de endocardite infecciosa após uma bacteriemia, em que as bactérias se depositam nas válvulas cardíacas doentes ([13] 8).

Robinson e Boling ([13] 7) demonstraram o processo de anacorese em dentes de gato. Prepararam cavidades e colocaram óleo de cróton, um irritante grave, na dentina das cavidades preparadas. Em seguida, injectaram uma cultura de um microrganismo conhecido na corrente sanguínea do animal. Verificaram que o microrganismo testado se localizava no tecido pulpar inflamado em 72% dos dentes, em comparação com 8,5% dos dentes de controlo. Evidentemente, durante o processo de inflamação, causado pelo óleo de cróton, alguns dos capilares romperam-se e permitiram que parte do microrganismo dentro dos vasos sanguíneos escapasse para a área inflamada. Estes resultados foram posteriormente confirmados de forma mais alargada (4[40,1]). A localização dos microrganismos injectados nas polpas ocorreu com maior frequência à medida que a inflamação pulpar se tornava mais grave. Este processo de localização bacteriana explica como a polpa dentária pode desenvolver necrose ou uma pulpite retrógrada sem cárie ou fuga bacteriana.

As bactérias também podem ser introduzidas na polpa sob condições clínicas locais quando uma massa de modelar ou uma impressão de cera é feita na dentina que está húmida com saliva. A quantidade de penetração bacteriana depende da profundidade da preparação da cavidade, na medida em que a pressão pode forçar as bactérias através dos túbulos dentinários mais facilmente em preparações mais profundas. A penetração bacteriana através da dentina também ocorre em distúrbios sistémicos, por exemplo, raquitismo hereditário resistente à vitamina D (HVDRR), em que a qualidade do tecido mineralizado é deficiente, o esmalte está num estado de hipoplasia e a dentina tem uma composição interglobular com bactérias presentes em numerosas fendas no esmalte e nos túbulos dentinários ([141]). Quando a polpa já se encontra cronicamente inflamada, a introdução de bactérias e toxinas através da pressão sobre os túbulos dentinários pode resultar em infeção pulpar e periapical, algo semelhante ao fenómeno anacorético. A necrose pulpar também pode ser influenciada pela concentração crítica de bactérias, pela virulência do micro-organismo invasor e pela resistência dos PMNs do hospedeiro.

Resultados da infeção pulpar:

Uma investigação clínica e radiográfica efectuada por ***Falk H et al*** (1997) demonstrou que existe uma maior prevalência de lesões periapicais em diabéticos de tipo 1 (142). Os pacientes destes investigadores consistiam em 94 diabéticos de longa duração e 86 de curta duração e 86 não diabéticos com idades compreendidas entre os 20 e os 70 anos. Não se registaram diferenças significativas no número de dentes entre os diabéticos de longa e curta duração e os não diabéticos. Os diabéticos de longa duração apresentavam dentes com mais lesões periapicais do que os outros grupos. Além disso, as mulheres com diabetes de longa duração apresentaram mais dentes tratados endodonticamente com lesões periapicais do que as mulheres com diabetes de curta duração e não diabéticas (143).

Relativamente aos sintomas clínicos, num estudo retrospetivo de 252 diabéticos que apresentavam níveis glicémicos baixos de causa não esclarecida, foi encontrada uma elevada taxa de infecções dentárias assintomáticas (144). Relativamente à incidência de cáries em diabéticos, os resultados indicam que a frequência de cáries é menor em crianças e adolescentes diabéticos do que em não diabéticos[(145)] .

As reacções inflamatórias são maiores nos estados diabéticos e o aumento da inflamação local provoca uma intensificação da diabetes com um aumento da glicose no sangue, colocando o doente num estado diabético não controlado. Este facto requer frequentemente um aumento da dose de insulina ou um ajuste terapêutico. A remoção do estado inflamatório cria normalmente uma necessidade de uma menor quantidade de insulina para o controlo da diabetes. Assim, torna-se axiomático remover todas as infecções, incluindo as das polpas dentárias.

As polpas dentárias dos diabéticos podem, por vezes, manifestar dor. Isto cria um problema de diagnóstico, especialmente porque muitos dos dentes adjacentes estão num estado anacorético de necrose pulpar, sem resposta pulpar durante o teste pulpar. O problema pode tornar-se mais complicado quando os dentes não são cariados ou quando os sintomas de dor ocorrem bilateralmente sem resposta pulpar durante o teste pulpar dos dentes adjacentes. Esta condição é muitas vezes referida como odontalgia diabética[146, 147] . ***Burket***[147] menciona "que uma odontalgia inexplicável pode ser uma pista para uma condição de DM não reconhecida e, uma vez que a diabetes leva a um comprometimento circulatório com isquemia, a necrose pulpar pode ocorrer ocasionalmente". A sua declaração anedótica afirma que o exame histológico da polpa diabética revelará as caraterísticas típicas do comprometimento circulatório diabético em condições de DM não controlada. Estudos de autópsia hospitalar excluiriam essas observações questionáveis.

Um caso de odontalgia diabética, cujos sintomas criaram um problema de diagnóstico numa mulher de 32 anos, foi observado pelo autor (I. B. Bender, dados não publicados). Ela queixava-se de uma dor de dentes ligeira, constante e que roía os dentes bilateralmente. O seu historial médico na altura do exame dentário inicial não era contributivo. O exame oral e radiográfico mostrou uma baixa frequência de cáries com algumas obturações superficiais. Havia algumas pequenas lesões periapicais (Fig. 4.4).

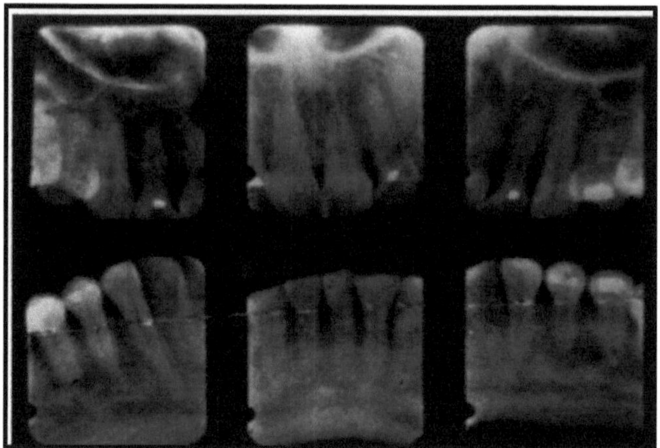

FIG 4.4. Radiografias iniciais de um paciente com uma frequência baixa de cáries que se queixa de dor bilateral na região maxilar. Todos os molares são radiograficamente negativos e não são mostrados. Existe uma lesão periapical aparente no primeiro pré-molar superior esquerdo do canino. A lesão periapical sobre o central esquerdo pode ser a sobreposição do forame nasopalatino. O lado superior direito manifesta uma lesão periapical distinta sobre o canino e uma lesão difusa sobre o incisivo lateral. A rarefação sobre a região mesial apical do central direito é a extensão do forame nasopalatino. No entanto, parece haver uma perda da lâmina dura na região apical do primeiro pré-molar. As manchas brancas mandibulares são artefactos.

O teste da polpa eléctrica não deu resposta positiva em oito dos dentes maxilares e mandibulares bilateralmente. Nessa altura, não foi feito qualquer diagnóstico. Foram-lhe receitados medicamentos para controlo da dor e foi-lhe dito que consultasse o seu médico para um exame médico e que voltasse dentro de um mês se a dor não desaparecesse. Voltou 6 semanas mais tarde, alegando que continuava a ter dores, desta vez unilaterais, e que o médico lhe tinha dito que tinha níveis elevados de açúcar no sangue e que a tinha colocado em tratamento com insulina. A paciente foi reexaminada e, desta vez, a radiografia revelou sete dentes com radiolucências periapicais em dentes que não responderam originalmente ao despolpador elétrico

(Fig. 4.5).

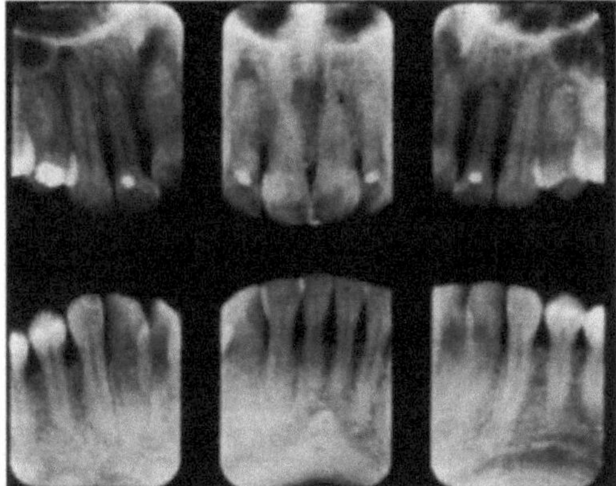

Fig 4.5: Seis semanas após o exame inicial. Notar o nítido aumento das lesões rarefeitas iniciais. A região rarefeita adjacente ao dente central superior direito é a extensão do canal nasopalatino, atribuída à mudança de angulação do feixe de raios X

O paciente respondeu favoravelmente ao tratamento endodôntico. É evidente que o doente sofria de Diabetes mellitus não reconhecida (Fig. 4.6).

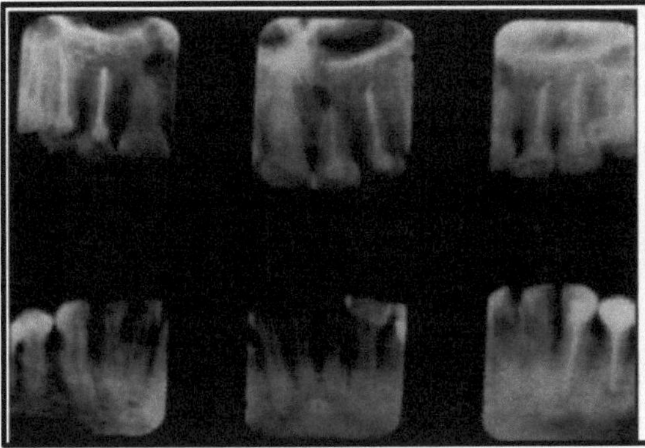

Fig. 4.6 Um ano após o tratamento endodôntico. A maioria das regiões de rarefação periapical apresenta sinais de cicatrização radiográfica. A área rarefeita sobre o dente central maxilar esquerdo é a sobreposição do forame nasopalatino

O autor também observou clinicamente que, em casos de DM mal controlada, as radiolucências periapicais tendem a desenvolver-se durante o tratamento, onde inicialmente não existia qualquer área rarefeita (Fig. 4.7, 4.8).

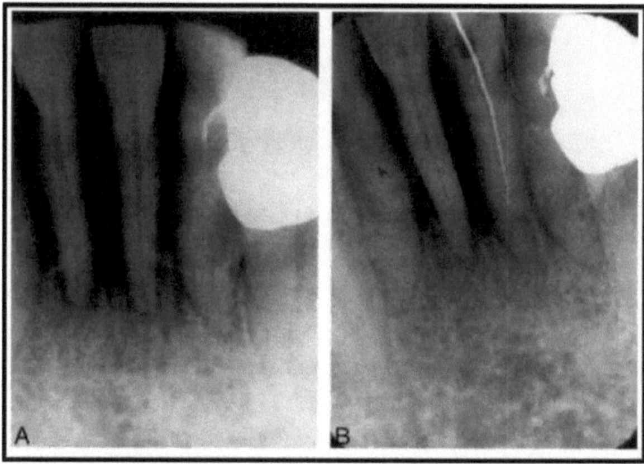

FIG 4.7 (A) Diabético de 64 anos, mal controlado, com queixas de dor. Existe evidência de um espaço do ligamento periodontal ligeiramente espessado, que pode ser atribuído ao envolvimento do periódo ou da polpa. Ambos os centrais inferiores apresentaram resultados negativos no teste de broca. (B) Duas semanas após o tratamento inicial, desenvolveram-se regiões periapicais de rarefação e folga clínica dos dois dentes centrais.

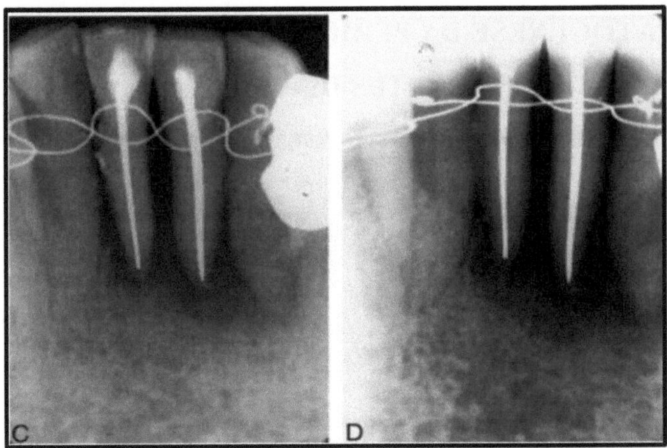

FIG 4.7 (C) A rarefação 2 semanas mais tarde tornou-se pior e os dentes ficaram mais soltos. (D) Ambos os dentes foram extraídos 2 meses mais tarde.

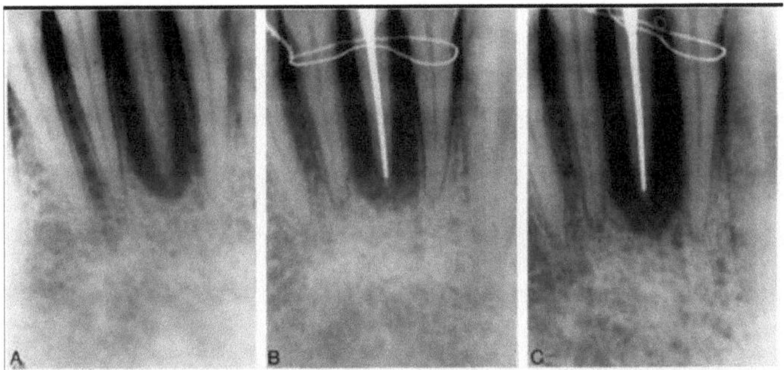

FIG 4.8. (A) Diabético mal controlado, com uma região periapical moderada de rarefação de um dente central inferior. (€I) Após o tratamento inicial, a área pareceu mais rarefeita e, clinicamente, o dente ficou mais solto. (C) Destruição óssea acentuada e perda extensa do dente. O dente foi extraído 2 semanas mais tarde.

PATOGÉNESE DA PERIODONTITE APICAL EM PACIENTES DIABÉTICOS

Foram efectuados numerosos estudos para estudar a patogénese das lesões periapicais em diabéticos. Vários aspectos do sistema imunitário estão comprometidos e a cicatrização de feridas é prejudicada na Diabetes mellitus ([85]). As lesões periapicais desenvolvem-se após uma infeção endodôntica como mecanismo de defesa do organismo contra um perigo microbiano proveniente do sistema de canais radiculares. Entende-se que se trata de uma interação dinâmica entre as defesas do hospedeiro e os factores microbiológicos na interface entre o ligamento periodontal e a polpa radicular infetada. Isto leva à formação de várias categorias histopatológicas de periodontite apical, também conhecidas como lesões periapicais-()[86]

No entanto, o processo básico de inflamação é alterado na diabetes devido a vários factores: - (85).

- Disfunção dos neutrófilos
- Regulação negativa das moléculas de adesão
- Ativação da via dos polióis
- Formação de produtos finais de glicação avançada
- Aumento da formação de radicais livres de oxigénio

Basicamente, os glóbulos brancos (leucócitos) protegem o organismo contra as infecções. Os neutrófilos são o tipo mais numeroso de glóbulos brancos e funcionam como células de defesa de primeira linha. A sua atividade funcional está diminuída na diabetes mellitus, o que leva a uma maior suscetibilidade e gravidade da infeção ([87]). A investigação clínica em doentes diabéticos, bem como os estudos experimentais em ratos e ratinhos diabéticos, revelaram anomalias persistentes na atividade quimiotáctica, fagocitária e microbicida dos neutrófilos ([90]). ***Mowat e Baum (1971)*** demonstraram pela primeira vez que a atividade quimiotáctica dos neutrófilos de doentes diabéticos é significativamente inferior à das células de controlos saudáveis. Segundo ***T. C. Alba (2007)*** as glicoproteínas de adesão específicas expressas na superfície dos leucócitos e das células endoteliais desempenham um papel relevante na acumulação de leucócitos na lesão inflamatória. Pensa-se que os membros da família das moléculas de adesão celular selectina medeiam o rolamento dos leucócitos ao longo das paredes da microvasculatura. As glicoproteínas do complexo CD11/CD18 (β2integrinas) expressas nos leucócitos interagem com ligandos como a molécula de adesão intercelular-1 (ICAM-I) nas células endoteliais para mediar a adesão e a migração dos leucócitos. Os anticorpos monoclonais contra as moléculas de adesão celular, quer nos leucócitos quer nas células endoteliais, ou em ambas, podem inibir eficazmente a inflamação. ***Shafikhani et al (2022)*** referiram que a exposição à glucose em diabéticos resulta numa diminuição da sinalização da quimiotaxia através do recetor do péptido de formilo (FPR) nos neutrófilos. ***Iwama et al (2006)*** registaram uma diminuição da quimiotaxia dos leucócitos e um aumento da deteção de bactérias anaeróbias obrigatórias na polpa de ratos com DM.

Outra razão para a incapacidade dos neutrófilos de actuarem contra a inflamação é a fagocitose deficiente. ***Rafaelsimo et al (2011)*** referiu que, em doentes com diabetes tipo 2, há cada vez mais provas de que a fagocitose deficiente nos neutrófilos e macrófagos está relacionada com o controlo glicémico, embora possa ser atenuada com uma melhor regulação metabólica. A fagocitose é um processo que requer energia e que parece depender do metabolismo contínuo da glucose, principalmente através da via glicolítica de Emeden Meyerhof *(John D Bagadade)*. A falta de produção de energia nos doentes diabéticos leva a anomalias funcionais na fagocitose que podem contribuir para a diminuição da função dos neutrófilos observada na doença diabética.

Outro fator na compreensão da patogénese da disfunção dos neutrófilos e dos distúrbios inflamatórios na diabetes é a observação de que a glicose não utilizada ou os seus análogos em doentes diabéticos interagem com proteínas ou lípidos. Os produtos finais desta reação não catalisada enzimaticamente, denominados produtos finais de glicação avançada (glicosilação ou glicoxidação) (AGEs), têm sido associados ao desenvolvimento de complicações a longo prazo da diabetes. Os produtos finais de glicação avançada (AGEs), produtos da oxidação não enzimática de proteínas, ácidos nucleicos e lípidos, acumulam-se nos tecidos periodontais em condições hiperglicémicas como a Diabetes Mellitus (DM) e são responsáveis pela destruição periodontal sustentada. Os AGEs medeiam os seus efeitos intracelulares direta ou indiretamente através da ligação a receptores (via RAGE) em todos os tipos de células do ligamento periodontal (osteócitos, fibroblastos gengivais, células estaminais, células epiteliais), indicando um importante alvo de intervenção. Em combinação com lipopolissacáridos (LPS) de Porphyromonas gingivalis (Pg), o impacto negativo dos AGE nos tecidos periodontais é ainda mais acentuado. Além disso, a acumulação de AGE é evidente na peri-implantite, mas através de diferentes mecanismos moleculares subjacentes. Novas abordagens terapêuticas que visam os efeitos dos AGEs nas células do ligamento periodontal mostram efeitos benéficos em estudos pré-clínicos. Neste documento, fornecemos evidências sobre o papel prejudicial da acumulação de AGE nos tecidos da cavidade oral e as suas vias de sinalização associadas na periodontite e peri-implantite para realçar ainda mais a importância da utilização oral ou tópica de bloqueadores ou inibidores de AGE, juntamente com a remoção de biofilmes dentários e a regulação da DM na gestão dos pacientes. (Fig. 5.1)

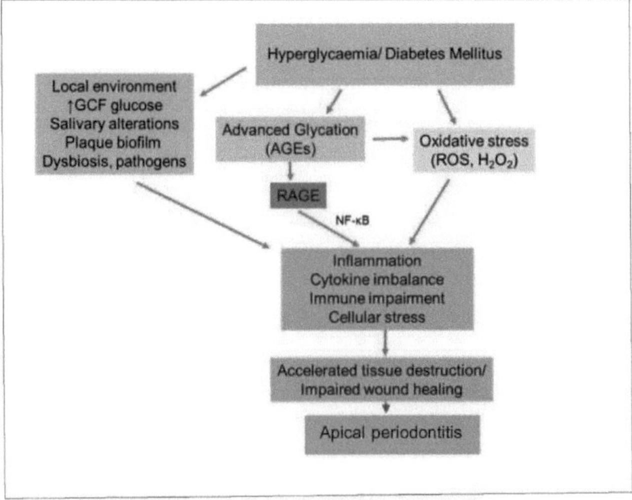

Figura 5.1. Sequências de eventos que conduzem à periodontite em condições hiperglicémicas ou diabéticas mediadas por níveis aumentados de AGEs e stress oxidativo em combinação com agentes patogénicos periodontais.

Os processos iniciais de glicação e oxidação resultam na formação de bases de Schiff reversíveis, que sofrem um rearranjo intramolecular para formar produtos como a hemoglobina glicada (HbA1c), que é elevada em doentes diabéticos[91] . Uma pequena proporção destes produtos sofre rearranjos químicos mais lentos e irreversíveis para formar AGEs, que se acumulam na vasculatura em condições que são aceleradas durante a hiperglicemia e quando a renovação das proteínas é atrasada (fig.5.2). Ao interagirem com vários receptores diferentes nas células endoteliais, nas células musculares lisas e nos fagócitos mononucleares infiltrados, os AGEs modificam a estrutura e a função das células, conduzindo a complicações microvasculares e macrovasculares da diabetes [91]

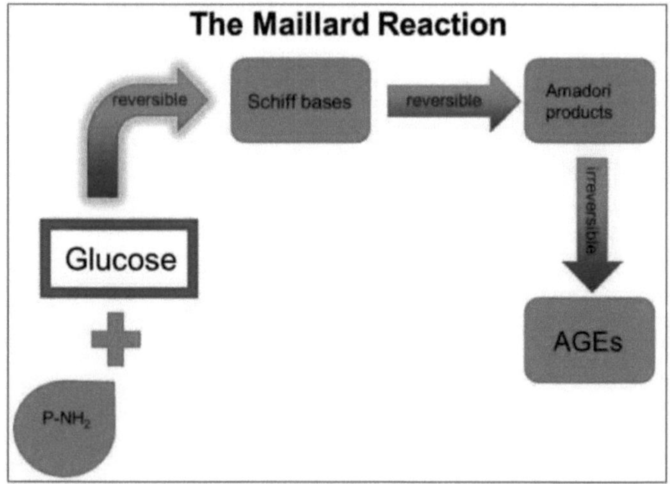

Figura 5.2. As etapas da reação de Maillard que resultam na formação irreversível de AGE.

Durante uma resposta inflamatória, as alterações

microvasculares incluem o rolamento dos leucócitos ao longo do endotélio de revestimento das vénulas pós-capilares, acabando por se fixar firmemente na parede vascular antes de migrarem para os tecidos. ***Bender I.***

B. et al (2003) referem que as alterações macrovasculares, como os vasos sanguíneos, são danificadas pela acumulação de depósitos ateromatosos nos tecidos íntimos do lúmen dos vasos sanguíneos. Além disso, os vasos sanguíneos, em particular os capilares, desenvolvem uma membrana basal espessada, o que prejudica a resposta leucotáctica e há uma diminuição da capacidade de morte dos PMN

De Oliveira MJ et al (2019) observaram que a função anormal dos leucócitos no DM pode ser devido à regulação negativa das moléculas de adesão, levando à diminuição da interação das células endoteliais com os leucócitos e a um número reduzido de leucócitos nas lesões inflamatórias. Sugeriram que o tratamento de ratos diabéticos com insulina potencia a expressão de moléculas de adesão, mostrando que a regulação positiva das moléculas de adesão pode estar associada aos níveis circulantes desta hormona. ***Iwama et al (2006)*** relataram diminuição da quimiotaxia de leucócitos e aumento da deteção de bactérias anaeróbias obrigatórias na polpa de ratos com DM.

Masuda et al. (2011) demonstraram que as proteínas glicosiladas separadas do soro de ratos diabéticos diminuem a fluidez da membrana dos leucócitos de animais de controlo e podem afetar a migração dos leucócitos. Corroborando estas observações, afirmaram que a aminoguanidina, um inibidor da formação de AGE, demonstrou impedir a diminuição do comportamento de rolamento dos leucócitos, bem como a redução da adesão e migração de leucócitos em resposta a estímulos nocivos observados em ratos diabéticos com aloxano. Além disso, estes investigadores demonstraram uma diminuição da migração de leucócitos induzida pelo péptido quimiotático formil Met-Leu-Phe através de monocamadas de células endoteliais, sugerindo que a estimulação sustentada de leucócitos com AGEs poderia reduzir a sua capacidade de responder a estímulos quimiotácticos fisiológicos.

A via do poliol é outra via metabólica através da qual a hiperglicemia está ligada à disfunção dos leucócitos. Na diabetes mellitus, a via do poliol é muito ativa e consome cerca de 30% da glicose no organismo ([93]). Esta via contém duas reacções catalisadas pela aldose redutase (AR) e pela sorbitol desidrogenase, respetivamente. Em condições fisiológicas, a glicose é convertida em glicose 6-fosfato por

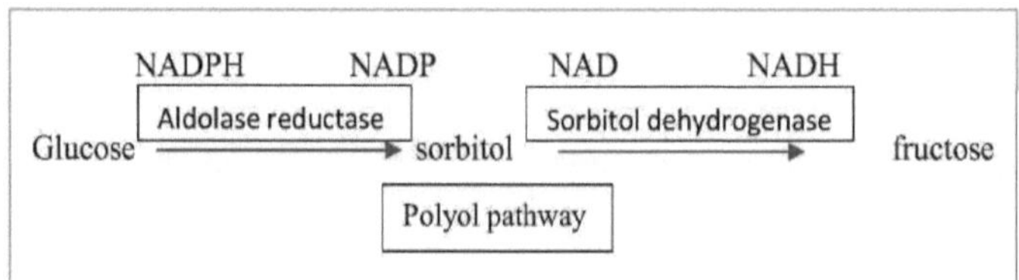

hexoquinase. Quando em excesso, porque a via da hexoquinase está saturada, a glucose é convertida em sorbitol pela aldose redutase, uma enzima que limita a taxa da via do poliol. O sorbitol é depois convertido em frutose pela sorbitol desidrogenase e em frutose-3-fosfato pela ação da 3-fosfoquinase. ()[93]

O sorbitol é de natureza hidrofílica, não consegue atravessar a membrana celular e acumula-se na célula, podendo aumentar a osmolaridade intracelular, o que leva ao inchaço da célula.([93]) ***Fortes ZB et al (2007)*** também demonstraram que as anomalias nas funções dos leucócitos estão associadas à via do poliol. A diminuição da morte de Escherichia coli em pacientes diabéticos é melhorada pelo tratamento com ponalrestat, um inibidor da aldose redutase. No decurso de uma resposta inflamatória, o número reduzido de leucócitos aderentes e migrados apresentado pelos ratos diabéticos não é observado quando os animais são tratados com tolrestat, um inibidor da aldose redutase. Estas observações demonstram uma associação positiva entre a ativação da via dos polióis e a disfunção leucocitária na diabetes mellitus experimental. A hipótese é que a formação acelerada de sorbitol em animais diabéticos pode aumentar a osmolaridade intracelular ou diminuir a disponibilidade do cofator enzimático NADPH, levando a uma perturbação das funções das células endoteliais que pode alterar as interações leucócito-célula endotelial.

De facto, a inibição da via do poliol corrige a interação defeituosa leucócito-endotelial encontrada na diabetes experimental e pode ter um efeito semelhante nos doentes diabéticos. Para além do aumento do fluxo da via do poliol, a principal alteração metabólica causada pela hiperglicemia é um aumento da formação de radicais livres de oxigénio, diminuindo a resistência ao stress oxidativo. A diabetes resulta em hiperglicemia, induzindo a formação de superóxidos que contribuem para a patogénese das complicações microvasculares e macrovasculares. A primeira ação de defesa contra estes superóxidos é a ação enzimática da superóxido dismutase, da catalase e da glutationa peroxidase e peroxidase. A diabetes provocou uma redução da atividade da superóxido dismutase, da glutationa peroxidase e da redutase na polpa dentária de ratos diabéticos induzidos por aloxano.([95])O segundo mecanismo de defesa contra os superóxidos é a ação dos derivados da dieta, como as vitaminas C e E e os carotenos.([96]) Verificou-se uma redução do fluxo sanguíneo pulpar em ratos diabéticos induzidos por SZT, que melhorou com a suplementação de vitamina C.([97]) A astaxantina, um antioxidante carotenoide, melhorou parcialmente as complicações diabéticas na polpa dentária de ratos diabéticos induzidos por aloxano.[(95)] O terceiro mecanismo é através do ácido siálico, que actua como eliminador de peróxido de hidrogénio e agente antioxidante. As concentrações de ácido siálico livre e total são menores nas polpas dentárias de ratos diabéticos induzidos por SZT em comparação com ratos de controlo. Em apoio a esta hipótese, Zanardo et al. demonstraram que a vitamina C e o probucol, agentes antioxidantes, corrigem a migração celular reduzida em ratos diabéticos com aloxano. [(96)]

Outras alterações observadas durante a inflamação na diabetes mellitus incluem: diminuição das respostas microvasculares a mediadores inflamatórios como a histamina e a bradicinina, redução da fuga de proteínas e da formação de edema, redução da degranulação dos mastócitos, produção de espécies reactivas de oxigénio e diminuição da libertação de citocinas e prostaglandinas pelos neutrófilos.

ASSOCIAÇÃO ENTRE DIABETES MELLITUS E PERIODONTITE APICAL

A periodontite apical (PA) é um processo inflamatório em torno do ápice da raiz de um dente, na sequência da infeção bacteriana do espaço pulpar do dente. [(147)] A periodontite apical não é apenas um fenómeno local e, desde há algum tempo, a comunidade científica médica e dentária tem analisado a possível ligação entre a periodontite apical e a saúde sistémica. A medicina endodôntica desenvolveu-se, com um número crescente de relatórios que descrevem a associação entre a inflamação periapical e as doenças sistémicas. Os resultados de estudos realizados tanto em modelos animais como em humanos não são conclusivos, mas sugerem uma associação entre variáveis endodônticas, ou seja, periodontite apical e tratamento de canal, e Diabetes mellitus (DM), tabagismo, doença coronária e outras doenças sistémicas. A evidência científica disponível indica que a diabetes está significativamente associada a uma maior prevalência de periodontite apical.[(147)] Vários estudos relataram uma maior prevalência de lesões periapicais, atraso na reparação periapical, maior tamanho das lesões osteolíticas, maior probabilidade de infecções assintomáticas e pior prognóstico para dentes obturados em pacientes diabéticos.

Por outro lado, estudos recentes descobriram que um pior estado periapical se correlaciona com níveis mais elevados de HbA1c e um mau controlo glicémico em doentes diabéticos de tipo 2. No entanto, não existe evidência científica que suporte um efeito causal da inflamação periapical no controlo metabólico da diabetes.([149]) Assim, existe uma base biológica para supor que a Diabetes mellitus possa estar associada a uma maior prevalência de lesões periapicais ou a uma maior taxa de tratamento endodôntico. [148]

Possíveis efeitos da diabetes mellitus na infeção periapical:

A diabetes mellitus afecta muitas funções do sistema imunitário e está associada a um atraso na cicatrização e a respostas imunitárias comprometidas. As alterações induzidas pela DM na função das células imunitárias produzem um fenótipo de células imunitárias inflamatórias (regulação positiva das citocinas pró-inflamatórias dos monócitos/leucócitos polimorfonucleares e regulação negativa dos factores de crescimento dos macrófagos). Esta situação predispõe à inflamação crónica, à degradação progressiva dos tecidos e à diminuição da capacidade de reparação dos tecidos. As evidências têm indicado consistentemente que a diabetes é um fator de risco para o aumento da gravidade da gengivite e da periodontite. Assim, é plausível colocar a hipótese de que a diabetes mellitus predispõe à infeção oral e pode também atuar como um fator de risco para a PA e a taxa de insucesso do tratamento do canal radicular.

Vários estudos tentaram responder a esta hipótese em vários estudos em animais e em humanos. A relação entre a Diabetes mellitus e a infeção endodôntica tem sido investigada em modelos animais. ***Kohsaka et al.in (1996)*** [14 9] realizaram um estudo para investigar histologicamente e histometricamente as alterações nos tecidos pulpares e periapicais após exposição pulpar em ratos diabéticos induzidos por estreptozotocina. Os ratos de controlo foram injectados com tampão citrato, enquanto os ratos experimentais foram injectados com estreptozotocina dissolvida em tampão citrato. A exposição pulpar foi efectuada no primeiro molar mandibular esquerdo de todos os animais. A concentração de glicose no sangue foi medida aos 0, 7, 14, 28 e 42 dias. Os animais foram mortos aos 7, 14, 28 e 42 dias após a exposição pulpar, e suas mandíbulas foram avaliadas histologicamente e histometricamente. Os resultados mostraram que os níveis de glicose no sangue dos ratos experimentais eram significativamente mais elevados do que os dos ratos de controlo. Nos ratos experimentais, a inflamação no ligamento periodontal apical, a reabsorção radicular e a reabsorção do osso alveolar foram mais graves do que nos ratos de controlo. Também nos ratos experimentais, as lesões na área periapical eram significativamente maiores do que as dos ratos de controlo.

Fouad et al. em (2002)*(1*[50] realizaram um estudo para investigar o efeito da diabetes mellitus na patogénese das lesões periapicais com ou sem inoculações bacterianas específicas nos locais de exposição, e testar a sensibilidade de duas técnicas microbiológicas na deteção da persistência do inóculo bacteriano em polpas expostas de ratos diabéticos não obesos (NOD). Foram induzidas lesões periapicais nos primeiros molares de 29 ratinhos diabéticos não obesos fêmeas e 31 controlos BALB/c. As exposições agudas (1-2 semanas) ou crónicas (5 semanas) foram inoculadas com uma mistura de bactérias facultativas e anaeróbias ou expostas à flora oral sem inoculações. Após a morte, os dentes dos grupos crónicos foram analisados quanto à presença das bactérias inoculadas por cultura e por amplificação do rDNA 16S por reação em cadeia da polimerase. O tamanho da lesão periapical foi medido histomorfometricamente e o conteúdo de interleucina-6 foi medido imunohistoquimicamente. A mortalidade entre ratinhos diabéticos não obesos com exposições inoculadas e seladas foi de 83%, em comparação com 29% para ratinhos BALB/c. Nos grupos de ratinhos diabéticos não obesos crónicos inoculados e não inoculados, morreram 38% dos animais contra nenhum dos ratinhos BALB/c. Os ratos diabéticos crónicos não obesos não inoculados perderam significativamente mais peso na altura da morte do que os controlos. A reação em cadeia da polimerase foi mais sensível do que a cultura na deteção das bactérias anaeróbias inoculadas. Nos animais que sobreviveram aos períodos de tempo pré-determinados, o tamanho da lesão e o conteúdo de interleucina-6 nos ratinhos diabéticos não obesos e nos ratinhos BALB/c não foram estatisticamente diferentes

Os resultados mostraram, neste modelo de Diabetes mellitus tipo I, que os animais diabéticos eram mais susceptíveis a uma morbilidade e mortalidade significativas, em comparação com os controlos, após a indução de lesões periapicais.

Iwama et al. em (2003)(5[11]) efectuaram um estudo para avaliar o efeito da elevada ingestão de açúcar no desenvolvimento de lesões perirradiculares em ratos com diabetes tipo 2 no primeiro molar mandibular esquerdo através da superfície oclusal em ratos. Os ratos GK com diabetes mellitus espontânea não dependente de insulina e os ratos Wistar (controlos) receberam uma dieta normal de laboratório e água ou uma solução de sacarose a 30%. Tanto 2 como 4 semanas após a exposição pulpar, a análise histológica mostrou que a reabsorção óssea alveolar era mais grave e as lesões perirradiculares eram maiores nos ratos diabéticos que receberam a solução de sacarose. Os resultados mostraram que as condições metabólicas produzidas pela diabetes tipo 2 aumentam o desenvolvimento de lesões perirradiculares em ratos.

Kodama et al. (2011)[(152)] efectuaram um estudo experimental para determinar se a diabetes induz ou melhora a DP ou a cárie dentária e a PA. O tecido dentário de ratos WBN/KobSlc machos diabéticos e fêmeas não diabéticas e de ratos F344 machos e fêmeas não diabéticos com a mesma idade foi analisado morfologicamente e morfometricamente para estes 2 tipos de lesões. O exame radiográfico revelou que a incidência e a gravidade da cárie molar e da reabsorção óssea alveolar eram muito mais elevadas nos ratos WBN/KobSlc machos com diabetes crónica do que nas ratas fêmeas não diabéticas da mesma estirpe. O exame histopatológico mostrou que a cárie dentária progrediu de uma inflamação aguda para uma inflamação subaguda devido a infecções bacterianas e necrose na polpa quando a cárie penetrou na dentina. Na fase mais avançada da cárie dentária, as alterações inflamatórias causaram abcesso radicular e subsequente periodontite apical, com a formação de tecido de granulação à volta da raiz dentária. As alterações inflamatórias resultaram em reabsorção do osso alveolar e correlacionaram-se bem com a gravidade da cárie dos molares. Os resultados sugerem que as condições diabéticas aumentam a cárie dentária em ratos WBN/KobSlc e que as lesões periodontais podem resultar da periodontite apical que é secundária à cárie dentária.

Liu et al. (2012)*(5*[13]) realizaram um estudo para investigar os efeitos da metformina administrada sistemicamente na reabsorção óssea alveolar e no rácio ativador do recetor do ligando do fator nuclear kappa B/osteoprotegerina (RANKL/OPG) em ratos submetidos a lesões periapicais experimentais. Quarenta ratos Wistar machos adultos foram divididos igualmente em grupos de controlo e experimental, e as câmaras pulpares dos seus primeiros molares inferiores foram expostas ao ambiente oral para induzir lesões periapicais. O grupo experimental recebeu injecções intramusculares diárias de metformina na dose de 40 mg/kg, enquanto o grupo de controlo recebeu apenas o veículo salino. As injecções foram iniciadas 1 dia antes da indução da lesão periapical e depois continuaram diariamente durante todo o período experimental. Duas ou quatro semanas após a exposição da polpa, os ratos foram mortos e as mandíbulas foram preparadas para análise histológica, histoquímica enzimática, imunohistoquímica e imunofluorescência. O resultado mostrou que o número de células positivas para RANKL e para fosfatase ácida resistente ao tartarato (TRAP) nos grupos tratados com metformina diminuiu no dia 14, enquanto o número de células positivas para OPG aumentou no dia 28. A área de perda óssea periapical no grupo tratado com metformina diminuiu significativamente no dia 28 em comparação com o grupo de controlo. Conclusões: A metformina inibe as lesões periapicais possivelmente através da diminuição do rácio RANKL/OPG, reduzindo subsequentemente o número de osteoclastos e as áreas de reabsorção óssea.

Cintra & da Silva Facundo (2013)[14] realizaram um estudo para avaliar os níveis de triglicerídeos e colesterol em ratos diabéticos e sua relação com as doenças pulpares e periodontais. Oitenta ratos machos (Rattus norvegicus albinus, Wistar) foram divididos nos seguintes oito grupos com dez animais cada: ratos normais (G1), ratos com doenças pulpares (G2), ratos com doenças periodontais (G3), ratos com doenças pulpares e periodontais (G4), ratos diabéticos (G5), ratos diabéticos com doenças pulpares (G6), ratos diabéticos com doenças periodontais (G7) e ratos diabéticos com doenças periodontais e pulpares (G8). A diabetes foi induzida pela injeção de estreptozotocina, as lesões periapicais foram induzidas pela exposição do tecido pulpar ao ambiente oral e as doenças periodontais foram induzidas por ligadura periodontal. Os animais foram mortos após 30 dias, e o perfil lipídico foi medido enzimaticamente pelo método de Trinder. Os valores totais avaliados foram analisados estatisticamente por análise de variância e teste de Tukey ($p<0,05$). Os resultados mostraram que o infiltrado inflamatório e a reabsorção óssea alveolar eram mais graves nos ratos diabéticos, concluindo também que as infecções orais afectam as condições glicémicas nos ratos diabéticos e aumentam os níveis de HbA1c nos ratos normoglicémicos e diabéticos.

Cintra et al. (2014b) realizaram um estudo para avaliar a influência da periodontite apical (PA) e/ou doença periodontal (DP) nos níveis séricos de interleucina-17 (IL-17) em um modelo de diabetes mellitus (DM) em ratos. Oitenta ratos Wistar machos foram divididos em oito grupos de dez animais cada: normoglicémico, AP, PD, AP+ PD, DM, DM+AP, DM+PD e DM+AP+PD. O DM foi induzido com estreptozotocina, o AP pela exposição da polpa dentária ao meio bucal e o PD pela ligadura periodontal. Os animais foram sacrificados após 30 dias, e amostras de sangue venoso foram coletadas por punção cardíaca para determinar os níveis séricos de IL-17 e neutrófilos. Os maxilares foram dissecados e processados para análise radiográfica. As áreas das lesões periapicais foram quantificadas em pixels. Os valores totais avaliados foram tabulados de acordo com cada grupo experimental e analisados estatisticamente através da correlação de Spearman e do teste de Kruskal-Wallis ($p<0,05$). Os resultados mostraram que a diabetes acelerou o desenvolvimento e a progressão da PA e da DP e causou um aumento no volume médio de eritrócitos, bem como na contagem de leucócitos e neutrófilos. Ambas as infecções orais aumentam o número total de leucócitos, o número de neutrófilos e linfócitos e as concentrações de glucose no sangue em ratos com DM.

A relação entre a DM e a infeção endodôntica tem sido investigada em estudos humanos.

Bender et al. (1963) ([14] 5) referiram que, em casos de DM mal controlada, as radiolucências periapicais tendem a desenvolver-se durante o tratamento mas, se a DM estiver sob controlo terapêutico, as lesões periapicais cicatrizam tão rapidamente como nos não diabéticos. ***Cheraskin & Ringsdorf*** (1965)[(155)] monitorizaram radiograficamente a cicatrização de lesões perirradiculares após o tratamento de canais radiculares em doze pacientes com glicose plasmática baixa e treze pacientes com glicose alta. Após trinta semanas, as radiolucências perirradiculares nos grupos com baixo nível de glicose foram reduzidas numa média de 74%, em comparação com uma redução de apenas 48% no grupo com alto nível de glicose.

Bender & Bender (2003)[(156)] realizaram um estudo para avaliar as manifestações orais e a limitada informação disponível sobre polpa dentária na diabetes mellitus, uma perturbação metabólica comum do metabolismo dos hidratos de carbono e dos lípidos que afecta mais de 16 milhões de americanos. Os diabéticos são particularmente propensos a infecções bacterianas ou oportunistas. Esta vulnerabilidade é causada por um distúrbio circulatório generalizado em que os vasos sanguíneos são danificados pela acumulação de depósitos ateromatosos nos tecidos do lúmen dos vasos sanguíneos. Além disso, os vasos sanguíneos, em particular os capilares, desenvolvem uma membrana basal espessada, o que prejudica a resposta leucotáctica, e há uma diminuição da capacidade microbicida dos leucócitos polimorfonucleares e uma incapacidade de fornecer os componentes humorais e celulares do sistema imunitário. Uma vez que a polpa dentária tem uma circulação colateral limitada ou inexistente, é mais suscetível de estar em risco de infeção. Estudos clínicos e radiográficos efectuados por outros investigadores demonstraram que existe uma maior prevalência de lesões periapicais em diabéticos do que em não diabéticos. Num estudo com 252 diabéticos com mau controlo glicémico, foi encontrada uma elevada taxa de infeção dentária assintomática. As reacções inflamatórias são maiores nos estados diabéticos, e o aumento da inflamação local provoca uma intensificação da diabetes com um aumento da glicose no sangue, colocando o doente num estado diabético não controlado. Este facto requer frequentemente um aumento da dose de insulina ou um ajuste terapêutico. A remoção do estado inflamatório no periodonto criou a necessidade de uma menor quantidade de insulina para o controlo glicémico. Assim, é fundamental a remoção de todas as infecções, incluindo as da polpa dentária. Quando a diabetes mellitus está sob controlo terapêutico, a periapical é prontamente reduzida como nos não diabéticos.

Falk et al. (1988)[157] efectuaram uma investigação clínica e radiográfica que demonstrou uma maior prevalência de lesões periapicais em diabéticos tipo 1. Participaram no estudo 94 diabéticos de longa duração, 86 de curta duração e 86 não diabéticos, com idades compreendidas entre os 20 e os 70 anos. O exame clínico e radiográfico incluiu o registo do número de dentes, lesões cariosas, restaurações, dentes tratados endodonticamente e lesões periapicais. Não se registaram diferenças significativas entre os diabéticos de longa e curta duração e os não diabéticos no número de dentes e no número total de superfícies dentárias cariadas e preenchidas (DFS %). No entanto, os diabéticos de longa duração apresentaram mais superfícies dentárias proximais cariadas (D %) do que os não diabéticos. Não se registaram diferenças significativas entre diabéticos de longa e curta duração e não diabéticos no número médio de dentes tratados endodonticamente e lesões periapicais. As mulheres com diabetes de longa duração
Os diabéticos de longa duração, no entanto, apresentaram mais dentes tratados endodonticamente com lesões periapicais do que as mulheres com diabetes de curta duração e as mulheres sem diabetes. As diabéticas de longa duração apresentavam dentes com lesões periapicais em maior quantidade do que os outros grupos. No geral, os diabéticos e os não diabéticos apresentaram uma frequência de cáries semelhante, mas entre os diabéticos havia um grupo de indivíduos que apresentava mais lesões periapicais do que os não diabéticos.

Ueta et al.(1996)[125] estudaram a prevalência da DM em infecções odontogénicas, referindo que os pacientes com DM tinham uma percentagem desproporcionalmente elevada de infecções pulpares ou periodontais clinicamente graves (24% de todos os casos), mas tinham uma percentagem muito menor de infecções moderadas (2,3%), concluindo que a DM era uma condição predisponente para infecções endodônticas.

Fouad et al.(2005)[(180] > descreveram a associação de Porphyromonas gingivalis e Porphyromonas endodontalis isoladas em amostras de canais radiculares com polpa necrótica e história de diabetes mellitus (OR > 2), mas a amostra era demasiado pequena para estabelecer qualquer associação definitiva.

Fouad & Burleson (2014)[(181)] realizaram um estudo para determinar a prevalência relativa de comorbilidades dentárias em utilizadores de metanfetaminas de MA, verificar se os utilizadores de MA têm mais doenças dentárias quantificáveis e relatam ter mais problemas dentários do que os não utilizadores e estabelecer a influência do modo de administração de MA nos resultados de saúde oral. Os médicos participantes forneceram avaliações médicas e orais exaustivas a adultos dependentes de AM (n = 301). Entrevistadores treinados recolheram os auto-relatos dos pacientes relativamente à saúde oral e aos comportamentos de utilização de substâncias. Utilizou-se a correspondência de pontuação de propensão para criar um grupo de comparação de não utilizadores de participantes no Terceiro Inquérito Nacional de Saúde e Nutrição.

Os resultados mostraram que a doença dentária ou oral foi uma das Cormorbilidades médicas mais prevalentes (41,3%) nos utilizadores de

AM que, de resto, eram geralmente saudáveis. Em média, os utilizadores de AM tinham significativamente mais dentes em falta do que os participantes de controlo do NHANES III (4,58 versus 1,96, P < .001) e eram mais propensos a relatar problemas de saúde oral (P < .001). Subconjuntos significativos de utilizadores de AM expressaram preocupações com a sua aparência dentária (28,6%), problemas com dentes partidos ou soltos (23,3%) e ranger de dentes (bruxismo) ou erosão (22,3%). A utilização intravenosa de AM tinha uma probabilidade significativamente maior de estar associada à falta de dentes do que fumar AM (odds ratio = 2,47; intervalo de confiança de 95% = 1,3- 4,8). Conclusões. A doença dentária manifesta é uma das principais comorbilidades distintivas dos utilizadores de AM. Os utilizadores de AM têm taxas comprovadamente mais elevadas de doença dentária e relatam necessidades de saúde oral não satisfeitas a longo prazo. Contrariamente à perceção comum, os utilizadores que fumam ou inalam AM têm taxas mais baixas de doença dentária do que aqueles que injectam a droga. Muitos utilizadores de AM estão preocupados com os aspectos cosméticos da sua doença dentária, e estas preocupações podem ser utilizadas como estímulos comportamentais para intervenções específicas.

Egea et al. (2005)([16] ***7)*** efectuaram um estudo para determinar a prevalência da periodontite apical em pacientes com e sem diabetes mellitus tipo 2. Metodologia Num estudo de coorte retrospetivo, foram examinados os registos de 38 indivíduos com diabetes e 32 indivíduos de controlo. Todos os participantes foram submetidos a um levantamento radiográfico de boca inteira, incluindo 14 radiografias periapicais. A região periapical de todos os dentes, exceto os terceiros molares, foi examinada. O estado periapical foi avaliado utilizando a pontuação do índice periapical. As análises estatísticas foram efectuadas utilizando o teste j de Cohen, a análise de variância e a regressão logística. Os resultados revelaram que a periodontite apical em pelo menos um dente foi encontrada em 81,3% dos doentes diabéticos e em 58% dos indivíduos do grupo de controlo. Entre os doentes diabéticos, 7% dos dentes tinham periodontite apical, enquanto que nos indivíduos do grupo de controlo 4% dos dentes estavam afectados. Os resultados mostraram que a diabetes mellitus tipo 2 está significativamente associada a uma maior prevalência de periodontite apical.

Os resultados dos estudos realizados até agora são inconclusivos, mas sugerem uma associação entre a Diabetes mellitus e uma maior prevalência de periodontite apical, infecções odontogénicas e maior tamanho das PLs. São necessários estudos longitudinais para investigar melhor este tópico.

Controlo metabólico da diabetes mellitus e periodontite apical:

Por fim, apenas alguns estudos analisaram a relação entre o controlo metabólico da DM e as variáveis endodônticas. Num estudo pioneiro, ***Bender et al. (1963)***[145] argumentaram que a falta de controlo da DM poderia atrasar a cicatrização das PLs e aumentar o seu tamanho, apesar de terem recebido tratamento endodôntico. Pelo contrário, em pacientes diabéticos bem controlados, as PLs cicatrizavam tão rapidamente como nos não diabéticos. ***Cheraskin & Ringsdorf***

(1968)[155] estudaram a cicatrização radiográfica de lesões perirradiculares após RCT em 12 pacientes com glicose plasmática baixa e 13 pacientes com glicose plasmática alta, encontrando uma menor redução das PLs em pacientes com níveis elevados de glicose (48% de redução) em comparação com o grupo de baixa glicose (74% de redução).

Recentemente, *Sanchez-Domínguez et al. (2015)*(208 realizaram um estudo transversal em 83 pacientes diabéticos utilizando ortopantomografias e PAI. Avaliaram o controlo metabólico da DM medindo os níveis de hemoglobina glicada e classificando os pacientes diabéticos como bem controlados (HbA1c < 6,5%) ou mal controlados (HbA1c > 6,5%). Os resultados revelaram que o estado periapical se correlacionou significativamente com os níveis de hemoglobina glicada. A análise de regressão logística multivariada demonstrou uma associação significativa entre o estado periapical do RFT e os níveis de HbAlc (P < 0,05). No geral, os resultados são inconclusivos, embora alguns estudos sugiram que a doença periapical crónica pode contribuir para o descontrolo metabólico diabético. Mais uma vez, são necessários mais estudos prospectivos.

Mecanismos biológicos que relacionam o estado periapical e a diabetes mellitus:

Para validar uma relação entre a diabetes e a PA, devem ser evidentes mecanismos biologicamente plausíveis que expliquem a patobiologia das interações. Nos diabéticos, existem três alterações principais: a diminuição da imunidade inata, a hiperglicemia e a formação de proteínas irreversivelmente glicadas que formam AGEs (Fig. 6.1). A imunidade inata é a primeira linha de defesa contra os agentes patogénicos. Na DM a função das células da imunidade inata está alterada. A fagocitose dos neutrófilos diminui e os macrófagos são regulados positivamente, com aumento da produção de citocinas pró-inflamatórias *(Lima et al. 2013)*. No entanto, níveis elevados de glicose podem inibir a função dos macrófagos, resultando num estado inflamatório que prejudica a proliferação celular do hospedeiro, atrasando a cicatrização de feridas na polpa dentária e nos tecidos periapicais

Em segundo lugar, tem sido afirmado que a hiperglicemia causa alterações estruturais na polpa dentária e nos tecidos periapicais devido ao comprometimento da circulação colateral *(Bender & Bender 2003, Lima et al. 2013)*[(156)] Além disso, foi descrita uma redução na IL-4 e OPG e uma regulação positiva na IL-1b, IL-6, IL-8, IL-10, TNF-a e ativador do recetor do ligando do fator nuclear kappa B (RANKL) na resposta inflamatória em condições hiperglicémicas. Além disso, a hiperglicemia regula positivamente a atividade das células osteoclásticas diferenciadas, tendo sido proposto que poderia aumentar a reabsorção óssea.

Um terceiro mecanismo possível que liga a DM e o estado periapical pode ser os AGEs. Os AGEs são sintetizados através da glicação não enzimática e da oxidação de proteínas, lípidos e ácidos nucleicos durante a hiperglicemia crónica. Os AGEs interagem com receptores específicos nos macrófagos (RAGE), activando o fator nuclear kappa beta (NF-jb), aumentando o stress oxidante celular e aumentando a regulação das citocinas pró-inflamatórias. A formação de AGEs irreversíveis na DM compromete os tecidos e altera a constituição dos componentes da matriz extracelular (MEC). Como os tecidos periapicais contêm ECM alvo de AGE, a DM pode ter implicações graves em indivíduos com

AP (Gurav 2013). Os AGEs ligam-se ao colagénio, levando a alterações no metabolismo ósseo, reduzindo a formação óssea e a proliferação e diferenciação das células osteoblásticas. Foi demonstrada uma correlação linear entre a expressão de RAGE e NF - jb em tecidos perirradiculares humanos inflamados. Foi demonstrada a coexpressão de RAGE e AGE por células endoteliais em granulomas periapicais humanos, sugerindo que o envolvimento de RAGE e AGE pode desencadear a ativação celular que medeia a lesão dos tecidos periapicais. Recentemente, foi referido que os AGE se ligam ao seu recetor nos fibroblastos do ligamento periodontal, provocando apoptose e inibição da produção de colagénio. Por conseguinte, os AGEs podem prejudicar a reparação periapical após a RCT.

Assim, como resultado, a diabetes predispõe à inflamação crónica, diminui a capacidade de reparação dos tecidos, causa uma maior suscetibilidade a infecções e atrasa a cicatrização de feridas. Nos tecidos periapicais inflamados do RFT, a DM pode comprometer a resposta imunitária, agravando a inflamação periapical e prejudicando a renovação óssea e a cicatrização de feridas, aumentando a prevalência de periodontite apical persistente.

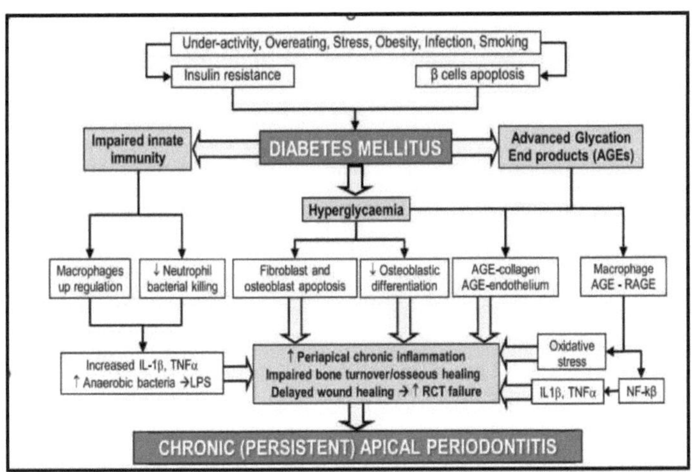

Figura 6.1 Mecanismos biológicos pelos quais a diabetes mellitus pode influenciar o estado periapical. Existem três mecanismos biológicos principais na DM: a diminuição da imunidade inata, a hiperglicemia e a formação de proteínas irreversivelmente glicadas, formando produtos finais de glicação avançada. A função das células da imunidade inata está alterada; a fagocitose dos neutrófilos está diminuída e os macrófagos estão sobre-regulados, com aumento da produção de citocinas pró-inflamatórias. Por outro lado, os produtos finais glicados avançados que a hiperglicemia provoca, ligam-se ao colagénio levando a alterações no metabolismo ósseo, reduzindo a formação óssea e a diferenciação osteoblástica. Além disso, os AGEs interagem com receptores específicos nos macrófagos, activando o NF-jb, aumentando o stress oxidante celular e a regulação positiva das citocinas pró-inflamatórias. Finalmente, o estado hiperglicémico provoca a apoptose de osteoblastos e fibroblastos, a inibição da produção de colagénio e a inibição da proliferação e diferenciação das células osteoblásticas. Assim, como resultado, a DM predispõe à inflamação crónica, diminui a capacidade de reparação dos tecidos e causa uma maior suscetibilidade a infecções e atrasa a cicatrização de feridas. Nos tecidos periapicais inflamados dos dentes obturados, a DM compromete a resposta imunitária, agravando a inflamação crónica periapical e prejudicando a renovação óssea e a cicatrização de feridas, aumentando a prevalência de periodontite apical

persistente.

Possível efeito da periodontite apical na diabetes mellitus:

Por outro lado, é possível colocar a hipótese dos mecanismos pelos quais o estado periapical poderia afetar o controlo glicémico em doentes diabéticos (Fig. 6.2). A diabetes tipo 2 é uma manifestação da resposta inflamatória do hospedeiro, porque uma resposta de fase aguda induzida por citocinas (uma inflamação de baixo grau que ocorre através da ativação do sistema imunitário inato) está intimamente envolvida na patogénese desta doença. Da mesma forma, os mecanismos da resposta mediada pelo hospedeiro na PA envolvem a ativação do amplo eixo da imunidade inata, especificamente através da regulação positiva de citocinas pró-inflamatórias dos monócitos e leucócitos polimorfonucleares. Por conseguinte, a inflamação crónica periapical pode induzir ou perpetuar um estado inflamatório sistémico crónico elevado, contribuindo para o aumento da resistência à insulina e para um mau controlo glicémico. A ação dos mediadores inflamatórios libertados na inflamação periapical pode estar associada ao desenvolvimento da resistência à insulina, que é influenciada por factores ambientais geneticamente modificados, incluindo a diminuição da atividade física, má nutrição, obesidade e infeção *(Pickup 2004, Segura-Egea et al. 2012, 2013, 2014)*. O LPS das bactérias anaeróbias gram-negativas que causam a PA liga-se aos seus receptores específicos nas células imunitárias (TLRs) e ativa as vias intracelulares, especificamente o NF-Kb nos macrófagos que regulam positivamente as citocinas pró-inflamatórias, como a IL-1b, a IL-6, a IL-8, o fator de necrose tumoral alfa (TNF-a) e a PGE2, contribuindo para o estado sistémico pró-inflamatório dos diabéticos *(Pickup 2004, Segura-Egea et al. 2014)*. Estas citocinas produzidas localmente passam para a circulação sistémica *(Doyle et al. 2007)* 5[1181] ^ onde podem interagir com os ácidos gordos livres e AGEs, caraterísticos da DM tipo 2 (*Cai et al. 2012)*. A ativação destas vias inflamatórias em células imunitárias (monócitos ou macrófagos), células do endotélio, adipócitos, hepatócitos e células musculares potencia a ativação da resposta imunitária sistémica global iniciada por citocinas *(Mealey & Oates 2006, Allen et al. 2009)* e pode promover um aumento da resistência global à insulina, alterando o controlo metabólico em doentes com DM e PA crónica *(Segura-Egea et al. 2012, Hu et al. 2015)*. Recentemente, foi relatado que, em condições de polpa diabética, os AGEs aumentam a expressão de mRNA de IL-1b em células da polpa dentária através da via de sinalização RAGE- MAPK *(Nakajima et al. 2015)*

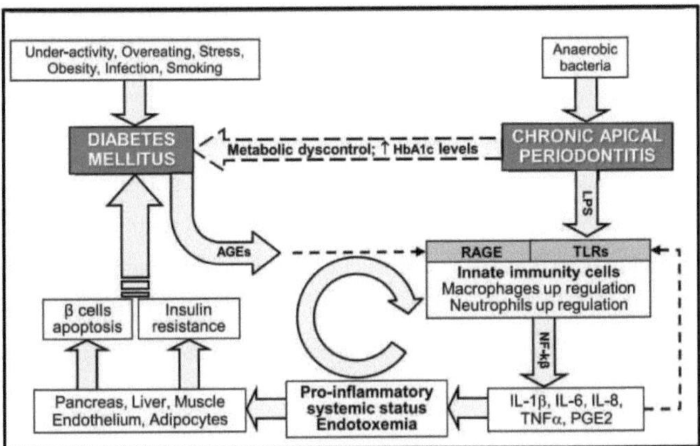

Figura 6.2 Mecanismos pelos quais o estado periapical pode afetar o controlo glicémico em doentes diabéticos. A inflamação periapical crónica envolve a ativação

do amplo eixo da imunidade inata. Os lipopolissacáridos das bactérias anaeróbias gram-negativas que causam a periodontite apical (PA) ligam-se aos seus receptores específicos nas células imunitárias (TLRs) e activam as vias intracelulares, especificamente o fator de transcrição NF-jb, regulando as citocinas pró-inflamatórias, contribuindo para o estado sistémico pró-inflamatório dos diabéticos. A ativação destas vias inflamatórias em células imunitárias, células endoteliais, adipócitos, pâncreas, hepatócitos e células musculares pode promover um aumento da resistência global à insulina, alterando o controlo metabólico em doentes com diabetes mellitus tipo 2 e PA crónica. Em pacientes diabéticos, a glicação avançada final

também se ligam ao seu recetor (RAGE) nos macrófagos e activam igualmente o NF-jb, fechando o círculo vicioso.

Conclusão:

Os resultados dos estudos realizados até o momento não são conclusivos, mas sugerem uma associação entre DM e PA. Há evidências que associam a DM a uma maior prevalência de PA, maior tamanho das lesões osteolíticas periapicais, maior probabilidade de infecções periapicais assintomáticas e atraso/atraso na reparação periapical. O prognóstico da TFR é pior nos diabéticos, com uma taxa mais elevada de insucesso do tratamento do canal radicular e uma maior prevalência de periodontite apical crónica persistente. Por outro lado, existem dados que sugerem que a doença periapical crónica pode contribuir para o descontrolo metabólico dos diabéticos. No entanto, são necessários estudos epidemiológicos prospectivos para compreender melhor a relação entre a DM e a inflamação periapical. Como a diabetes é a terceira condição mais prevalente em pacientes medicamente comprometidos que procuram tratamento dentário ***(Dhanuthai et al. 2009),*** os dentistas devem estar conscientes da possível relação entre infecções endodônticas e Diabetes mellitus e tê-la em conta no tratamento dos pacientes.

EFEITOS DA DIABETES NOS RESULTADOS DO TRATAMENTO ENDODÔNTICO

A possível relação entre processos inflamatórios orais crónicos, como a periodontite apical, a doença periodontal (DP) e a saúde sistémica é um dos aspectos mais intrigantes com que se depara a comunidade científica médica e dentária. A periodontite apical crónica partilha caraterísticas importantes com a doença periodontal:

- Ambas são infecções crónicas da cavidade oral,
- O microbiota anaeróbio gram-negativo encontrado em ambas as doenças é comparável, e
- Em ambos os processos infecciosos, o aumento dos níveis locais de mediadores inflamatórios pode ter um impacto nos níveis sistémicos. Uma das doenças sistémicas associadas à DP é a diabetes mellitus (DM). Assim, é plausível supor que a periodontite apical crónica e as doenças endodônticas também estejam associadas à dm. Existem dados na literatura que associam a dm a uma maior prevalência de lesões periapicais, maior tamanho das lesões osteolíticas, maior probabilidade de infecções assintomáticas e pior prognóstico para dentes obturados. Os resultados de alguns estudos sugerem que a doença periapical pode contribuir para o desequilíbrio metabólico do diabético.

A hiperglicemia pode causar diversas alterações na polpa e nos tecidos periapicais por prejudicar a circulação colateral. Níveis elevados de glicose podem inibir a função dos macrófagos, resultando em um estado inflamatório que prejudica as proliferações celulares do hospedeiro e retarda a cicatrização de feridas. Além disso, níveis elevados de glucose na resposta inflamatória podem estar associados a uma redução da IL-4 e da osteoprotegerina, a uma regulação positiva das citocinas pró-inflamatórias e a células osteoclásticas diferenciadas, sugerindo um aumento da reabsorção óssea.( )[171]

Os factores implicados na persistência da periodontite apical não são apenas intra-operatórios, como o controlo assético inadequado, canais perdidos, instrumentação insuficiente e restaurações temporárias ou permanentes com fugas, mas também factores sistémicos, como o estado pró-inflamatório e a resposta imunitária comprometida associada a doenças sistémicas, uma das quais pode ser a diabetes mellitus.

A diabetes afecta mais de 9% da população adulta em todo o mundo e tem um impacto dramático no sistema de saúde devido à elevada morbilidade e mortalidade dos indivíduos afectados^[159]) A diabetes mellitus altera muitas funções do sistema imunitário e produz um fenótipo de células imunitárias inflamatórias (regulação positiva das citocinas pró-inflamatórias dos monócitos/leucócitos polimorfonucleares e regulação negativa dos factores de crescimento dos macrófagos) e está associada a um atraso na cicatrização e a respostas imunitárias comprometidas. **(160)** Isto predispõe à inflamação crónica, à degradação progressiva dos tecidos e à diminuição da capacidade de reparação dos tecidos.([165]) As evidências têm indicado consistentemente que a Diabetes mellitus é um fator de risco para o aumento da gravidade da gengivite e da periodontite, e que as formas agressivas de doença periodontal têm sido associadas a níveis séricos de glucose aumentados***(161)**

Assim, é plausível colocar a hipótese de que a Diabetes mellitus predispõe à infeção oral e pode também atuar como um fator de risco para a PA, aumentando a taxa de insucesso do tratamento do canal radicular.

Existe uma base biológica para supor que a Diabetes mellitus pode estar associada a uma maior prevalência de lesões periapicais ou a uma maior taxa de tratamento endodôntico" ([177]). ***Bender IB et al. (1963)*** referiram que, em casos de Diabetes mellitus mal controlada, as radiolucências periapicais tendem a desenvolver-se durante o tratamento do canal radicular ([(163)] *)*. Também referiram que a cicatrização das lesões periapicais é prejudicada em doentes com diabetes não controlada e que o tamanho da lesão continua a aumentar apesar do tratamento endodôntico.

A literatura sobre a patogénese, progressão e cicatrização da periodontite apical em pacientes diabéticos é escassa. ***Bender et al. (1963)*** referiram que, em casos de diabetes mellitus mal controlada, as radiolucências periapicais tendem a desenvolver-se durante o tratamento mas, se a diabetes mellitus estiver sob controlo terapêutico, as lesões periapicais cicatrizam tão rapidamente como nos não diabéticos. [(164)] ***Cheraskin & Ringsdorf (1968)*** monitorizaram radiograficamente a cicatrização de lesões perirradiculares após o tratamento de canais radiculares em doze pacientes com glicose plasmática baixa e treze pacientes com glicose alta. Após trinta semanas, as radiolucências perirradiculares nos grupos de baixa glicose foram reduzidas em média 74%, em comparação com uma redução de apenas 48% para o grupo de alta glicose[(178)] . ***Falk et al. (1989)***[(179)] efectuaram uma investigação clínica e radiográfica que demonstrou uma maior prevalência de lesões periapicais e dentes obturados em diabéticos de tipo 1. Observaram que as mulheres com diabetes de longa duração apresentavam mais dentes obturados com lesões periapicais do que as mulheres com diabetes de curta duração e as mulheres sem diabetes. As diabéticas de longa duração apresentavam dentes com mais lesões periapicais do que o outro grupo. ***Ueta et al. (1993)***[(180)] estudaram a prevalência da DM em infecções odontogénicas, referindo que os pacientes com DM tinham uma percentagem desproporcionalmente elevada de infecções pulpares ou periodontais clinicamente graves (24% de todos os casos), mas tinham uma percentagem muito menor de infecções moderadas. ***Fouad et al. (2002)*** descreveram a associação de Porphyromonas gingivalis e Porphyromonas endodontalis isoladas em amostras de canais radiculares com polpa necrótica e história de Diabetes mellitus, mas a amostra era demasiado pequena para estabelecer qualquer associação definitiva'([181]).,***Fouad & Burleson (2003)*** investigaram dados de diagnóstico endodôntico e resultados de tratamento em pacientes com e sem diabetes. Relataram que os pacientes com diabetes têm um aumento da doença periodontal em dentes obturados e têm uma probabilidade reduzida de sucesso no tratamento do canal radicular em casos com lesões perirradiculares pré-operatórias. ***Britto et al. (2003)*** investigaram a prevalência de radiolucências perirradiculares radiográficas em dentes obturados e não tratados em pacientes com e sem diabetes. Concluíram que homens com diabetes tipo 2 que realizaram tratamento de canal tinham maior probabilidade de apresentar lesões residuais. [182] ***Mindiola et al. (2006)*** realizaram um estudo epidemiológico de uma população regional de nativos americanos para identificar os factores que afectam a retenção de dentes obturados e determinar a frequência dos cuidados endodônticos. Os resultados sugeriram que a diabetes contribui para a diminuição da retenção dos dentes obturados. **(185)**

Doyle et al. (2007), num estudo retrospetivo, avaliaram que a diabetes estava associada ao resultado de pacientes submetidos a tratamento não cirúrgico do canal radicular. Eles relataram que os pacientes com diabetes têm um aumento da doença periodontal em dentes obturados e têm uma probabilidade reduzida de sucesso do tratamento de canal em casos com lesões perirradiculares pré-operatórias. [186] ***Wang et al. (2011)*** analisaram o prognóstico a longo prazo dos dentes que receberam tratamento não cirúrgico do canal radicular (NSRCT) em pacientes com DM para elucidar o impacto da DM no risco de extração dentária após NSRCT.[187] Uma vez que a diabetes é a terceira condição mais prevalente em pacientes medicamente comprometidos que procuram tratamento dentário, os dentistas devem estar cientes da possível relação entre infecções endodônticas e diabetes e ter isso em conta na atenção aos pacientes diabéticos. [187]

Lopez-Lopez et al. (2011) relataram que 46% dos dentes preenchidos com raízes em pacientes com diabetes tipo 2 tinham periodontite apical em comparação com 24% em não-diabéticos. **[163]**.

Noutro estudo, ***o Eubacterium infirmum*** foi significativamente maior nos diabéticos do que nos não diabéticos. Pode inferir-se dos estudos de reação em cadeia da polimerase acima referidos que existe uma correlação positiva entre o aumento da prevalência de alguns microrganismos endodônticos virulentos e uma infeção periapical mais pronunciada nos diabéticos, em comparação com os não diabéticos, em dentes tratados endodonticamente. Os pacientes com diabetes têm um aumento da doença periodontal em dentes envolvidos endodonticamente.[(182)] O número de diferentes microrganismos detectados por espécime foi, em média, maior nos diabéticos do que nos não diabéticos, mas as diferenças não foram estatisticamente significativas.( )[182]

A terapia endodôntica melhorou a cicatrização da periodontite apical, o controlo glicémico e a inflamação sistémica em pacientes com Diabetes Mellitus Tipo 2 e/ou PA em cada grupo. No entanto, não foi possível observar neste ensaio uma redução contínua dos factores inflamatórios e uma diminuição da HbA1c a curto prazo[(167)]. A Doença Periodontal Crónica e a Periodontite Apical têm semelhanças em termos de cronicidade, infecções polimicrobianas com microbiota comum e níveis elevados de citocinas e mediadores inflamatórios; assim, parece existir uma base biológica que sugere uma associação entre a Diabetes Mellitus e uma elevada prevalência de lesões periapicais e a sua resposta ao tratamento endodôntico[(168)] . Irritantes polimicrobianos como os lipopolissacáridos de bactérias gram-negativas provocam uma resposta inflamatória periapical através da ativação da imunidade inata. A integridade do sistema imunitário inespecífico é um preditor significativo do resultado do tratamento endodôntico primário e do retratamento **(169).**

Foi referido que o sexo e a idade do paciente não têm influência significativa na cicatrização periapical após o tratamento primário ou secundário do canal radicular. [(170)]. Há evidências na literatura que associam a DM a uma maior prevalência de PA, maior tamanho das lesões osteolíticas periapicais, maior probabilidade de infecções periapicais assintomáticas e atraso/paragem da reparação periapical. O prognóstico para os dentes obturados é pior nos diabéticos, apresentando uma maior taxa de insucesso do tratamento do canal radicular com maior prevalência de periodontite apical crónica persistente. [(181)]

Na Diabetes Mellitus, as proteínas, os lípidos e os ácidos nucleicos são irreversivelmente glicados, formando produtos finais de glicação avançada (AGEs). A acumulação de AGEs e a interação com os seus receptores nos tecidos podem levar a uma exacerbação da inflamação

[(171172)]A reativação de vias intracelulares (fator nuclear kappa B) nas células inflamatórias regula positivamente as citocinas pró-inflamatórias, tais como a interleucina (IL)- 1b, IL-6 e IL-8; o fator de necrose tumoral alfa e a prostaglandina E2 **(3[17,17] 4).** Estas citocinas produzidas localmente podem passar para a circulação sistémica, onde interagem com ácidos gordos livres e produtos finais de glicação avançada[175] . A ativação destas vias inflamatórias nas células imunitárias, nas células endoteliais, nos adipócitos, nos hepatócitos e nas células musculares pode promover um aumento da resistência global à insulina, alterando os controlos metabólicos tanto na DM tipo 2 como na PA crónica[176]. Além disso, os doentes diabéticos têm uma microflora mais virulenta e patogénica, incluindo Fusobacterium nucleatum, Peptostreptococcus micros, Streptococcus spp e Eubacterium infirmum, em comparação com os indivíduos normais.

O tratamento clínico da periodontite apical envolve o controlo da infeção através do tratamento do canal radicular. A taxa de sucesso do tratamento tem sido geralmente considerada elevada, da ordem dos 87%. No entanto, quando a taxa de insucesso é medida em relação à prevalência do tratamento de canais radiculares, a dimensão total do problema torna-se aparente, com uma taxa de insucesso conservadora de 13% para o tratamento de canais radiculares 18. Diversos factores afectam a taxa de insucesso mais elevada do tratamento endodôntico e os doentes diabéticos apresentam uma taxa de insucesso quase três vezes superior19.

A prevalência de radiolucências perirradiculares radiográficas em dentes tratados endodonticamente e não tratados em pacientes com e sem diabetes mostrou que a diabetes tipo 2 está associada a um risco aumentado de má resposta dos tecidos perirradiculares a agentes patogénicos odontogénicos

Moksha nayak et al (2012) realizaram um estudo para avaliar o tratamento endodôntico de visita única em pacientes diabéticos de tipo 2 com pulpite irreversível e periodontite apical durante um período de 6 meses e verificaram que os indivíduos diabéticos apresentavam uma cicatrização atrasada com apenas 90% em comparação com o grupo normal. Foi observada uma diferença significativa entre 2 semanas e 6 meses, as lesões com menos de 1 mm e 1 mm cicatrizaram no prazo de 1 mês e 2 meses. Os diabéticos mal controlados mostraram uma cicatrização mais tardia do que os que tinham um controlo razoável e bom (fig. 7.1)

Cicatrização após *6* meses em doente diabético

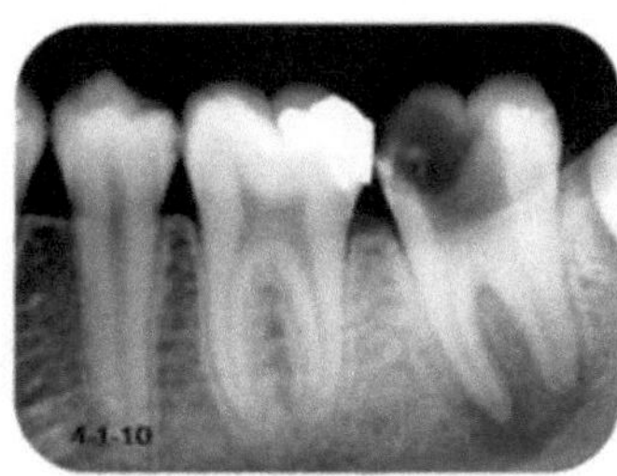

Preoperative radiograph

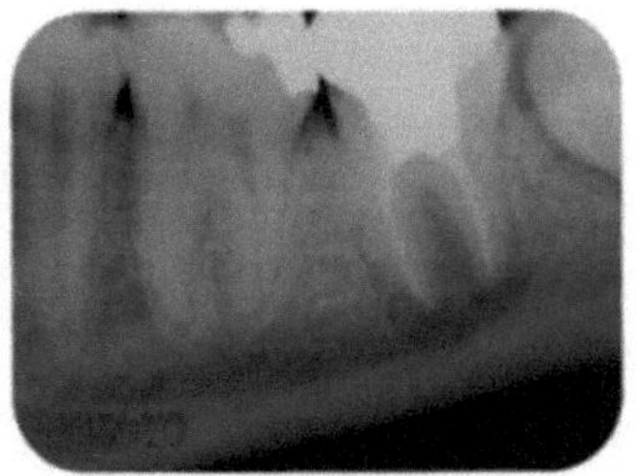

Healing after 6 months in diabetic patient

Cicatrização após 6 meses em doentes não diabéticos

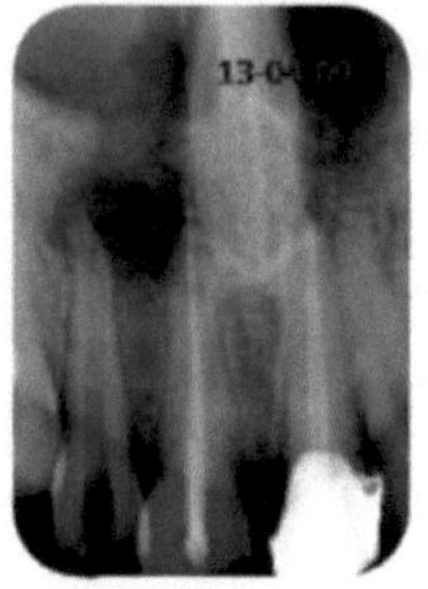

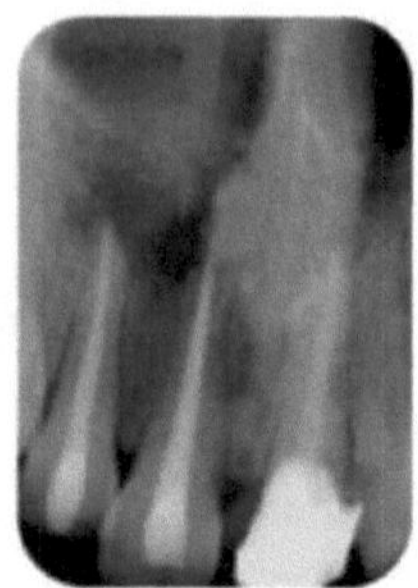

Preoperative radiograph

Healing after 6 months in nondiabetic patient

Fig. 7.1 Cicatrização após 6 meses em doentes diabéticos e não diabéticos

A análise histológica mostrou lesões perirradiculares maiores e reabsorção óssea alveolar grave em ratos diabéticos, sugerindo que as condições metabólicas produzidas pela diabetes aumentam o desenvolvimento de lesões perirradiculares em ratos.

Os diabéticos que se apresentam para tratamento endodôntico, particularmente aqueles com patose perirradicular, podem ter sintomas pré-operatórios aumentados e devem ser tratados com regimes antimicrobianos eficazes para o canal radicular. Os casos com patose perirradicular pré-operatória têm menos probabilidades de serem considerados bem sucedidos dois anos ou mais após a cirurgia, se o doente referir um historial de diabetes.

Os estudos sugerem a relação entre a diabetes e os problemas endodônticos. A vitamina D tem efeitos biológicos importantes na homeostase da glicose, na libertação e resposta da insulina, e considera-se que desempenha um papel na patogénese da diabetes. A vitamina D pode também influenciar a formação do osso alveolar e as reacções inflamatórias nos tecidos perirradiculares. Assim, os autores levantaram a hipótese de que a ingestão de Vit D pode ajudar no tratamento da periodontite apical em pacientes diabéticos.

CONSIDERAÇÕES SOBRE A TERAPIA ENDODÔNTICA EM DIABÉTICOS

De modo a prestar cuidados competentes a doentes com Diabetes mellitus, os médicos dentistas devem compreender a doença, o seu tratamento e o seu impacto na capacidade dos doentes de se submeterem a cuidados dentários e de responderem aos mesmos.([189]) É importante que os médicos façam uma história clínica detalhada e avaliem o controlo glicémico nas consultas iniciais. A história clínica desempenha um papel crucial na minimização do risco de emergências intra-operatórias, como a hipoglicemia intra-operatória e as complicações da hiperglicemia, como a infeção do local da cirurgia, o enfarte do miocárdio, o acidente vascular cerebral e a morte. ([191]) Mesmo que o doente não tenha antecedentes médicos de diabetes, o dentista deve estar ciente dos sinais e sintomas cardinais da diabetes, que incluem polidipsia, polifasia, poliúria, perda de peso e fraqueza. Se o dentista fizer as perguntas certas durante a revisão da história clínica, isso pode ajudá-lo a descobrir mais cedo o que está a acontecer ao doente. Também é necessário encorajar o dentista ou o higienista a fazer perguntas mais aprofundadas sobre a história clínica para descobrir ligações a quaisquer doenças sistémicas que os doentes possam ter. Assim, o clínico pode trabalhar no sentido de mudar a mentalidade e tornar a medicina dentária mais envolvida com a medicina para melhorar a saúde geral do doente.

Se o dentista se deparar com um doente que tenha algum destes sintomas, como urinar mais, fome, sede, boca seca, hálito com cheiro a fruta, perder peso sem tentar, problemas de visão ou úlceras nos pés que não cicatrizam, o dentista pode pensar em diabetes não diagnosticada. O médico também precisa de estar atento a outras condições orais, tais como

- Queilite angular
- Diminuição do fluxo de saliva
- Xerostomia
- Candidíase oral
- Ardor na língua
- Diminuição da perceção do sabor e
- Elevada taxa de cáries. ([19] 2)

Algumas perguntas que os dentistas podem fazer aos seus pacientes para examinar melhor o seu historial médico relativamente à diabetes incluem -

- Perdeu peso sem tentar ultimamente?
- Tem notado feridas na sua boca que demoram muito tempo a sarar?
- Os tecidos das suas gengivas sangram facilmente quando escova os dentes ou usa o fio dental?
- Notou um mau cheiro ou um sabor peculiar na sua boca nos últimos meses?
- Tem tido algum problema de visão ultimamente?
- Tem feridas nos pés que demoram muito tempo a sarar?
- Ultimamente tem notado que tem mais fome ou mais sede do que o habitual? Está a ter dores de cabeça com mais frequência?

- Tem tido leituras de açúcar no sangue mais elevadas do que o normal? (Perguntar isto se o doente já tiver sido diagnosticado.

As respostas positivas a várias das perguntas do quadro podem ser a primeira indicação de pré-diabetes. A identificação dos sinais de alerta de pré-diabetes pode ajudar o dentista a reagir precocemente. dentista O doente deve consultar um médico para o diagnóstico e tratamento ([191]) A maioria das pessoas diagnosticadas com pré-diabetes desenvolve diabetes tipo 2 no prazo de cinco anos e são necessários cerca de três anos para reverter a pré-diabetes. O dentista deve pedir ao doente que altere o seu estilo de vida para inverter o diagnóstico de pré-diabetes e aconselhar o doente a tomar as seguintes medidas

- Fazer uma dieta limpa e saudável.
- Beber mais água.
- Perca 5 a 7 por cento do seu peso corporal.
- Deixar de fumar.
- Caminhar ou fazer exercício durante 30 minutos por dia, cinco dias por semana.

Ao discutir o teste da diabetes com os seus pacientes, os higienistas e dentistas devem estar cientes dos seguintes números:

A glucose no sangue é normalmente mantida num intervalo muito estreito de 70 a 120 mg/dL.

De acordo com a **ADA e a OMS**, os critérios de diagnóstico da diabetes incluem o seguinte

1. Uma **glucose plasmática em jejum ≥126 mg/dL**.

2. **Uma glucose plasmática aleatória ≥200 mg/dL**. (num doente com sinais clássicos de hiperglicemia)

3. **Uma glucose plasmática de 2 horas ≥200 mg/dL** durante um teste oral de tolerância à glucose (OGTT) com uma dose de carga de 75 g

4. **Um nível de hemoglobina glicada (HbA1c) ≥6,5%** (hemoglobina glicada)

A diabetes é a *"quinta principal causa de morte na Índia"*. Enquanto profissionais de saúde dentária, os dentistas devem estar cientes dos factos básicos sobre a diabetes que utilizam nas suas práticas quotidianas. Por vezes, suspeitamos que um doente tem a doença antes mesmo de o doente a ter diagnosticado. Se se confirmar que o doente é diabético, o dentista deve discutir com o doente a forma como este pode cuidar do seu nível de açúcar. (202)

Uma dieta saudável com muita fruta e legumes, a manutenção de um peso saudável e a prática regular de atividade física podem ajudar. Outras dicas incluem:

- Mantenha um registo dos seus níveis de açúcar no sangue para ver o que os faz subir ou descer.

- Coma a horas regulares e não salte refeições.
- Escolha alimentos com baixo teor de calorias, gorduras saturadas, gorduras trans, açúcar e sal.
- Monitorize os seus alimentos, bebidas e atividade física.
- Beber água em vez de sumos ou refrigerantes.
- Limitar o consumo de bebidas alcoólicas.
- Para um doce, escolha fruta.
- Controle as suas porções de comida (por exemplo, utilize o método do prato: encha metade do seu prato com vegetais sem amido, um quarto com proteína magra e um quarto com um grão ou alimento com amido).

Antes de iniciar o tratamento de um doente diabético, os dentistas devem ter em conta as considerações importantes sobre o controlo dentário (ver **Caixa 8.1**). Ao fazê-lo, os dentistas podem ajudar a minimizar o risco de uma emergência diabética intra-operatória e reduzir a probabilidade de uma complicação oral da doença.

Box 1: Dental management considerations for the diabetic patient

- Consult with patient's physician to assess diabetes control
- Update medical history and medications and review systems at each appointment
- Confirm that patient has eaten and taken medications before initiating treatment
- Anticipate and be prepared to manage hypoglycemia
- Prevent, treat and eliminate infections promptly
- Do not use or recommend aspirin-containing compounds
- Achieve profound local anesthesia
- Ensure excellent oral hygiene and provide profound preventive care
- Reinforce regular diet and medication regimen before and after dental appointments
- Take glucometer reading if patient is high risk, on insulin or having surgery

Caixa 8.1 Considerações sobre a gestão dentária para os doentes diabéticos

Qualquer desvio dos valores-alvo pode ser prejudicial para o doente. Um doente que tenha um nível elevado de açúcar no sangue todos os dias pode afetar negativamente todos os órgãos do corpo e necessitar de mais insulina para equilibrar o açúcar. Quando o corpo tem um nível elevado de insulina durante um longo período de tempo, a pessoa pode tornar-se resistente à insulina, o que faz com que os tecidos não consigam responder à insulina de forma normal. ([20] 6)

Um episódio de hipoglicemia ou de baixo nível de açúcar no sangue pode ser prejudicial e, tal como as leituras elevadas de açúcar no sangue, pode constituir um risco de vida. O cérebro precisa de glucose para funcionar corretamente e para uma pessoa sobreviver. O glucagon pode ser injetado diretamente na corrente sanguínea numa situação de emergência em que o doente não consegue engolir voluntariamente uma fonte de açúcar. Pode ser difícil lidar com níveis altos ou baixos de açúcar no sangue, e ambos podem ocorrer num doente diabético.( )[194]

Signs and symptoms	Emergency management
Mild • hunger • fatigue • sweating • nausea • abdominal pain • headache • tachycardia • irritability **Moderate** • incoherence • uncooperative • belligerence • resistive behaviour **Severe** • unconscious • seizure	• Terminate dental treatment immediately **Awake/alert patient** • Administer 15 g oral carbohydrate (i.e., glucose tablet, 180 mL orange juice, 15–25 mL sugar) • Monitor blood glucose and repeat carbohydrate dosing as necessary **Uncooperative patient** • Seek emergency medical assistance • Administer glucagon 1 mg via subcutaneous or intramuscular injection followed by oral glucose supplement or • Administer 20–50 mL of 50% dextrose solution intravenously **Unconscious patient** • Seek emergency medical assistance • Administer 20–50 mL of 50% dextrose solution

Caixa 8.2 Gestão da emergência hipoglicémica intra-operatória

O risco associado à terapêutica da Diabetes mellitus que pode ocorrer no consultório dentário é o episódio hipoglicémico. Se os níveis de insulina ou de medicamentos antidiabéticos orais excederem as necessidades fisiológicas, o doente pode sofrer um declínio grave do seu nível de açúcar no sangue. O risco máximo de desenvolver hipoglicemia ocorre geralmente durante o pico de atividade da insulina. Os sinais e sintomas iniciais incluem alterações de humor, diminuição da espontaneidade, fome e fraqueza. Estes podem ser seguidos de sudação, incoerência e taquicardia. Se não for tratada, as consequências possíveis incluem inconsciência, hipotensão, hipotermia, convulsões, coma e morte. ([19] 9)

Se o médico suspeitar que o doente está a sofrer um episódio de hipoglicemia, deve terminar o tratamento dentário e administrar imediatamente 15 gramas de um hidrato de carbono oral de ação rápida, como comprimidos ou gel de glicose, açúcar, rebuçados, refrigerantes ou sumo. É importante notar que os inibidores da α-glucosidase impedem a hidrólise da sacarose em frutose e glucose. Por conseguinte, um episódio de hipoglicemia num doente que tome estes medicamentos deve ser tratado com uma fonte direta de glicose. Após o tratamento imediato, os dentistas devem medir os níveis de glucose no sangue para confirmar o diagnóstico e determinar se é necessária uma dosagem repetida de hidratos de carbono. Se o doente não for capaz de engolir ou perder a consciência, o dentista deve procurar assistência médica; devem ser administrados por via intravenosa 25 a 30 ml de uma solução de dextrose a 50% ou 1 mg de glucagon. O glucagon também pode ser injetado por via subcutânea ou intramuscular. ([19] 7)

A hiperglicemia grave associada à cetoacidose do tipo 1 ou ao estado não cetótico hiperosmolar do tipo 2 tem normalmente um início prolongado. Por conseguinte, o risco de uma crise hiperglicémica é muito menor do que o de uma crise hipoglicémica num consultório dentário. Pode desenvolver-se cetoacidose, com náuseas, vómitos, dor abdominal e odor a acetona. O controlo definitivo da hiperglicemia requer intervenção médica e administração de insulina. No entanto, pode ser difícil distinguir entre hipoglicemia e hiperglicemia com base apenas nos sintomas. Por conseguinte, o dentista deve administrar uma fonte de hidratos de carbono a um doente em que seja feito um diagnóstico presuntivo de hipoglicemia. Mesmo que o doente esteja a sofrer um episódio de hiperglicemia, é pouco provável que a pequena quantidade de açúcar adicional cause danos significativos.7 O médico deve medir os níveis de glucose no sangue após o tratamento imediato. (0)[21]

Os tratamentos de canal podem ser bem sucedidos para os doentes diabéticos, mas é importante compreender os potenciais efeitos que a diabetes pode ter nos tratamentos de canal antes de os efetuar. Ao compreender estes aspectos essenciais que o médico e os doentes diabéticos devem saber antes do tratamento do canal radicular, pode assegurar um procedimento de canal radicular bem sucedido e reduzir o risco de complicações e dor. ([20] 4)

- O que pode ser feito para reduzir o risco de infeção durante o tratamento do canal radicular?

- ➢ Para reduzir o risco de infeção, o dentista deve prescrever antibióticos antes e depois do tratamento do canal radicular. Além disso, o doente é aconselhado a praticar bons hábitos de higiene oral, como escovar os dentes duas vezes por dia e usar fio dental.

- ■ Como é que o médico pode reduzir a dor associada ao tratamento do canal radicular?

- ➢ Para reduzir a dor associada ao tratamento do canal radicular, o dentista deve prescrever analgésicos e anti-inflamatórios eficazes. Além disso, o médico deve pedir ao doente que verifique o nível de glucose no sangue antes de se submeter ao tratamento do canal radicular.

- ■ Quais são as complicações a longo prazo associadas aos tratamentos de canal radicular para diabéticos?

- ➢ Com o tempo, a diabetes pode levar à reabsorção da raiz ou à perda de dentes na área afetada. Para reduzir o risco destas complicações a longo prazo, é importante pedir ao doente que verifique regularmente o seu nível de glucose no sangue. ([20] 3)

Os médicos devem ter em mente estas considerações pós-operatórias. Os doentes com Diabetes mellitus mal controlada correm um maior risco de desenvolver infecções e podem apresentar um atraso na cicatrização das feridas. A infeção aguda pode afetar negativamente a resistência à insulina e o controlo glicémico, o que, por sua vez, pode afetar ainda mais a capacidade de cicatrização do corpo. Por conseguinte, pode ser necessária uma cobertura antibiótica para os doentes com infecções orais evidentes ou para os que são submetidos a procedimentos cirúrgicos extensos. Se o dentista antecipar que a ingestão alimentar normal será afetada após o tratamento, as dosagens de insulina ou de medicação antidiabética oral poderão ter de ser adequadamente ajustadas em consulta com o médico do doente. Os salicilatos aumentam a secreção e a sensibilidade à insulina e podem potenciar os efeitos das sulfonilureias, resultando em hipoglicemia. Por conseguinte, a aspirina e os compostos que a contêm devem ser geralmente evitados em doentes com Diabetes mellitus. (196)

A diabetes mellitus pode ter um impacto significativo na prestação de cuidados dentários. É importante que os dentistas estejam familiarizados com a gestão médica de pacientes com Diabetes mellitus e reconheçam os sinais e sintomas de doença não diagnosticada ou mal controlada. Ao assumirem um papel ativo no diagnóstico e tratamento das condições orais associadas à Diabetes mellitus, os dentistas também podem contribuir para a manutenção de uma saúde óptima nos doentes com esta doença. [(197)]

Estimativas recentes sugerem que 318 milhões de pessoas vivem com Diabetes mellitus em todo o mundo. Na Índia, a população estimada com diabetes mellitus é de 101 milhões. Sem dúvida, qualquer dentista que trabalhe na Índia irá encontrar muitos pacientes com Diabetes mellitus ao longo da sua carreira. Dadas as numerosas manifestações orais possíveis da Diabetes mellitus e o risco de uma emergência diabética intra-operatória, é importante que os dentistas reconheçam e apreciem o impacto da doença nos cuidados dentários. Com uma compreensão completa da Diabetes mellitus e das suas considerações de gestão dentária, a equipa de cuidados de saúde dentária pode trabalhar em conjunto de forma eficaz para fornecer excelentes cuidados de saúde oral aos doentes diabéticos.

CONCLUSÃO

A diabetes é uma doença metabólica grave que afecta um número razoável de pessoas em todo o mundo. As diferenças na estrutura social, o stress psíquico, a obesidade, o desequilíbrio hormonal e a hereditariedade estão a otimizar o crescimento da sua pandemia. Atualmente, o tratamento da diabetes envolve principalmente uma redução sustentada da hiperglicemia através da utilização de medicamentos hipoglicemiantes, para além da insulina.([1]) A nanotecnologia foi prevista como o principal veículo alternativo futuro para uma entrega e passagem seguras da insulina na corrente sanguínea através do trato gastrointestinal. Além disso, uma miríade de plantas medicinais parece revelar uma potencial atividade hipoglicémica e uma ação antioxidante com propriedades desejáveis. Assim, é necessário explorar mais estas plantas para identificar o composto principal com vista a desenvolver fármacos anti-hiperglicémicos promissores.()[2]

A informação disponível sobre a patogénese, progressão e cicatrização de patologias pulpares e perirradiculares em doentes diabéticos continua a ser incipiente.([85]) A literatura associa a Diabetes mellitus a uma maior prevalência de periodontite apical, maior dimensão das lesões osteolíticas periapicais, maior probabilidade de infecções periapicais assintomáticas e atraso/paragem da reparação periapical. O prognóstico para os dentes obturados é pior nos diabéticos, apresentando uma maior taxa de insucesso do tratamento do canal radicular com uma maior prevalência de periodontite apical crónica persistente. A investigação futura nesta área deve abordar uma série de questões importantes ainda sem resposta. Em última análise, estas deverão determinar agentes antimicrobianos e estratégias de tratamento eficazes para os doentes diabéticos e ajudá-los a preservar uma dentição saudável ao longo da vida.()[86]

A diabetes mellitus parece aumentar a inflamação/degeneração e a mineralização no tecido pulpar, ao mesmo tempo que reduz a proliferação celular. É importante efetuar mais análises em polpa humana para obter provas mais sólidas. Existe uma associação altamente significativa entre a Diabetes mellitus tipo 2 e a glicemia mal controlada com a periodontite apical, em dados de uma grande rede hospitalar.()[149]

No caso de um doente diabético, o dentista deve verificar se a doença está bem controlada. A marcação de consultas no dentista deve ter em conta a importância da consistência nutricional e evitar consultas que se sobreponham ou impeçam as refeições programadas, especialmente em doentes a receber insulina, sulfonilureia ou meglitinida por via oral, devido ao risco de hipoglicemia. Se for provável que uma consulta leve a um atraso ou à falta de uma refeição, o regime diabético pode ter de ser modificado com a ajuda do diabetologista do doente. Está bem estabelecido que a hipossalivação, a gengivite, a periodontite e a perda óssea periodontal estão bem associadas à Diabetes mellitus, especialmente quando mal controlada. Os procedimentos cirúrgicos em diabéticos bem controlados não requerem antibióticos profilácticos. No entanto, quando a cirurgia é indicada em diabéticos mal controlados, deve ser considerada a profilaxia antibiótica com amoxicilina 500 mg duas vezes por dia, devido à função alterada dos neutrófilos nos diabéticos.()[202, 204]

REFERÊNCIAS

1. Manfredi M, McCollough MJ, Vescovi P, Porter SR. Atualização sobre diabetes mellitus e doenças orais relacionadas. Oral Dis. 2004;10:187-200.

2. Wild S, Roglic G, Green A, Sicree R, King H. Global prevalence of diabetes: Estimativas para o ano 2000 e projecções para 2030. Diabetes Care.2004;27:1047-53.

3. Vernillo AT. Diabetes mellitus: Relevância para o tratamento odontológico. Oral Surg Oral Med Oral Pathol Oral Radiol Endod. 2001;91:263-70.

4. Segura-Egea JJ, Jimez-Pinzon A, Rios-Santos JV, Velasco OE, Cisneros-Cabello R, Poyato FM. Alta prevalência de periodontite apical em diabéticos tipo 2. Int Endod J 2005;38:564-9.

5. Marroto PS, Fontes TV, Armada L, Lima KC, Rocas IN, Siquerira JF Jr. Diabetes mellitus tipo 2 e a prevalência de periodontite apical e tratamento endodôntico em uma população adulta brasileira. J Endod 2012;38:297-300.

6. Lopez-Lopez J, Jane-Salas E, Estrugo-Devasa A, Velaso-Ortego E, Martin-Gonzalez J, Segura-Egea JJ. Estado periapical e endodôntico de pacientes diabéticos tipo 2 na Catalunha, Espanha: Um estudo transversal. J Endod 2011;37:598-601.

7. Falk H, Hugoson A, Thorstensson H. Número de dentes, prevalência de cáries e lesões periapicais em diabéticos dependentes de insulina. Scand J Dent Res 1989;97:198-206.

8. Fouad AF. A diabetes mellitus como fator modulador das infecções endodônticas. J Dent Educ 2003;67:459-67.

9. Goto Y, Suzuki K, Ono T, Sasaki M, Toyota T. Development of

diabetes in the non-obese NIDDM rat (GK rat). Adv Exp Med Biol 1988;246:29-31.

10. Delmaire M, Maugendra D, Moreno M, Le Goff MC, Allanic H, Genetet B. Impaired leukocyte functions in diabetic patients. Diabet Med 1997;14:29-34.

11. Rosen SD. Ligandos para a L-selectina: Homing, inflammation, and beyond. Annu Rev Immunol 2004;22:129-56.

12. De Oliveira MJ, Meyer-Pflug AR, Alba-Loureiro TC, Melbostad H, Costa da Cruz JW, Coimbra R, et al. Modulação da inflamação pulmonar aguda induzida por lipopolissacáridos: O papel da insulina. Shock 2006;25:260-6.

13. Iwama A, Morimoto T, Tsuji M, Nakamura K, Higuchi N, Imiazumi I, et al. Aumento do número de bactérias anaeróbias no canal radicular infetado em ratos diabéticos de tipo 2. Oral Surg Oral Med Oral Pathol Oral Radiol Endod 2006;101:681-6.

14. Brownlee M. Biochemistry and molecular cell biology of diabetic complications (Bioquímica e biologia celular molecular das complicações da diabetes). Nature 2001;414:813-20.

15. Alba-Loureiro TC, Munhoz CD, Martins JO, Cerchiaro GA, Scavone C, Curi R, et al. Função e metabolismo de neutrófilos em indivíduos com diabetes mellitus. Braz J Med Biol Res 2007;40:1037-44.

16. Cruz JW, Oliveira MA, Hohman TC, Fortes ZB. Influência do tolrestat na interação leucócito-endotelial defeituosa na diabetes experimental. Eur J Pharmacol 2000;391:163-74.

17. West IC. Radicais e stress oxidativo em diabéticos. Diabet Med 2000;17:171-80.

18. Leite MF, De Lima A, Massuyama MM, Otton R. O tratamento in vivo com astaxantina previne parcialmente as alterações antioxidantes na polpa dentária de ratos diabéticos induzidos por aloxana. Int Endod J 2010;43:959-67.

19. Leite MF, Ganzerla E, Marques MM, Nicolau J. A diabetes induz alterações metabólicas na polpa dentária. J Endod 2008;34:1211-4.

20. Amatyakul S, Chakraphan D, Chotpaibulpan S, Patumraj S. The effect of long-term supplementation of vitamin C on pulpal blood flow in streptozotocin-induced diabetic rats. Clin Hemorheol Microcirc 2003;29:313-9.

21. Abate N, Chandalia M. Ethnicity, type 2 diabetes & migrant Asian Indians. Indian Journal of Medical Research. 2007 Mar 1;125(3):251- 8.

22. Akinkingbe OO (editor). Non-communicable Diseases in Nigeria (Doenças Não Transmissíveis na Nigéria): National Survey (Final Report) on Hypertension, Coronary Heart Disease, Diabetes mellitus, Haemoglobinopathy, G6PD Deficiency and Anaemia National Expert Committee on Non-Communicable Disease. Ministério Federal da Saúde e dos Serviços Sociais. Lagos 1997

23. Alai MS, Lin WJ, Pingale SS. Application of polymeric nanoparticles and micelles in insulin oral delivery (Aplicação de nanopartículas poliméricas e micelas na administração oral de insulina). Jornal de análise de alimentos e medicamentos. 2015 Sep 1;23(3):351-8.

24. Baldé NM, Youla A, Baldé MD, Kaké A, Diallo MM, Baldé MA, Maugendre D. Fitoterapia e tratamento da diabetes em África: um

exemplo da Guiné. Diabetes & metabolismo. 2006 Abr 1;32(2):171- 5.

25. Bastaki S. Diabetes mellitus e seu tratamento. Jornal de Diabetes e Endocrinologia do Dubai. 2005 Mar 1;13(3):111-34.

26. Chinenye S, Uchenna DI, Unachukwu CN, Ogbera AO, Ojule AC. O padrão da diabetes mellitus no Estado de Rivers, Nigéria. Nigeria Endocrine Practice. 2008;2(2):8993.

27. Chinenye S, Uchenna DI, Unachukwu CN, Ogbera AO, Ojule AC. O padrão da diabetes mellitus no Estado de Rivers, Nigéria. Nigeria Endocrine Practice. 2008;2(2):8993.

28. Fabricant DS, Farnsworth NR. O valor das plantas utilizadas na medicina tradicional para a descoberta de medicamentos. Environmental health perspectives. 2001 Mar;109(suppl 1):69-75.

29. Deepthi B, Sowjanya K, Lidiya B, Bhargavi RS, Babu PS. Uma revisão moderna da diabetes mellitus: uma doença metabólica aniquiladora. J In Silico In Vitro Pharmacol. 2017;3(1).

30. DeFronzo RA. Terapia farmacológica para diabetes mellitus tipo 2. Annals of internal medicine. 1999 Aug 17;131(4):281-303.

31. DeFronzo RA. Terapia farmacológica para diabetes mellitus tipo 2. Annals of internal medicine. 1999 Aug 17;131(4):281-303.

32. Deshmukh CD, Jain A, Nahata B. Diabetes mellitus: uma revisão. Int. J. Pure Appl. Biosci. 2015;3(3):224-30.

33. Dey L, Attele AS, Yuan CS. Terapias alternativas para a diabetes tipo 2. Revisão de medicina alternativa. 2002 Feb 1;7(1):45-58.

34. Eddouks M, Maghrani M. Efeito semelhante à florizina da

Fraxinus excelsior em ratos normais e diabéticos. Jornal de etnofarmacologia. 2004 Sep 1;94(1):149-54.

35. Ezuruike UF, Prieto JM. O uso de plantas no tratamento tradicional da diabetes na Nigéria: Considerações farmacológicas e toxicológicas. Journal of Ethnopharmacology. 2014 Sep 11;155(2):857-924.

36. Harikumar K, Hemalatha GJ, Kumar B, Lado SF. Uma revisão sobre diabetes mellitus. Revista internacional de novas tendências em ciências farmacêuticas. 2014 Nov 10;4(6):201-17.

37. SHEWALE SS, MULLA JA. Jornal Indiano de Entrega de Novos Medicamentos. Jornal indiano de entrega de novos medicamentos. 2022 Jul;14(3):129-37.

38. Federação Internacional de Diabetes (Região Africana)/Fundação Mundial de Diabetes. Diretrizes para a Prática Clínica da Diabetes Tipo 2 na África Subsariana. julho de 2006.

39. Jayaprasad B, Thamayandhi D, Sharavanan PS. Utilização tradicional de plantas medicinais antidiabéticas em Tamil Nadu. Revista Internacional de Investigação em Ciências Farmacêuticas e Biociências. 2012;2(1):1-8.

40. Carralero JM, Pérez MJ, Jordana MC, Murcia IM. Redução dos níveis de HbA1c após tratamento não cirúrgico da doença periodontal em diabéticos tipo 2. Medicina oral, patologia oral e cirurgia bucal. Ed. inglesa. 2010;15(5):27.

41. Kesari AN, Kesari S, Singh SK, Gupta RK, Watal G. Estudos sobre o efeito glicémico e lipidémico da Murraya koenigii em animais experimentais. Journal of Ethnopharmacology. 2007 Jun 13;112(2):305-11.

42. Lawrence JM, Contreras R, Chen W, Sacks DA. Trends in the prevalence of preexisting diabetes and gestational diabetes mellitus among a racially/ethnically diverse population of pregnant women, 1999-2005. Diabetes care. 2008 May 1;31(5):899-904.

43. Modak M, Dixit P, Londhe J, Ghaskadbi S, Devasagayam TP. Indian herbs and herbal drugs used for the treatment of diabetes. Jornal de bioquímica clínica e nutrição. 2007;40(3):163-73.

44. Menser M, Forrest J, Bransby R. Rubella infection and diabetes mellitus (Infeção por rubéola e diabetes mellitus). The Lancet. 1978 Jan 14;311(8055):57-60.

45. Kane MP, Abu-Baker A, Busch RS. The utility of oral diabetes medications in type 2 diabetes of the young. Current Diabetes Reviews. 2005 Jan 1;1(1):83-92.

46. Nasar MK. Prevenção e gestão da diabetes e das suas complicações pela medicina herbal unani - uma revisão. Endocrinol Metb Int J. 2017;4(4):101-5.

47. Motala AA. Tendências da diabetes em África. Diabetes/metabolism research and reviews. 2002 Sep;18(S3):S14-20.

48. Ogbera AO, Chinenye S, Onyekwere A, Fasanmade O. Prognostic indices of diabetes mortality. Ethnicity & disease. 2007 Oct 1;17(4):721-5.

49. Olokoba AB, Obateru OA, Olokoba LB. Diabetes mellitus tipo 2: uma revisão das tendências actuais. Jornal médico de Omã. 2012 Jul;27(4):269.

50. Olokoba AB, Obateru OA, Olokoba LB. Diabetes mellitus tipo 2:

uma revisão das tendências actuais. Jornal médico de Omã. 2012 Jul;27(4):269

51. Patel DK, Kumar R, Laloo D, Hemalatha S. Diabetes mellitus: uma visão geral dos seus aspectos farmacológicos e das plantas medicinais com atividade antidiabética. Jornal do Pacífico Asiático de Biomedicina Tropical. 2012 maio 1;2(5):411-20.

52. Patlak M. Novas armas para combater uma doença antiga: o tratamento da diabetes. The FASEB Journal. 2002 Dec;16(14):1853e-.

53. Plevyak M. O papel dos agentes orais no tratamento da diabetes gestacional. Female Patient. 2011;36(4):24.

54. Preethi PJ. Medicamentos à base de plantas para a diabetes mellitus: A Review. Jornal Asiático de Investigação Farmacêutica. 2013;3(2):57-70.

55. Mukherjee PK, Maiti K, Mukherjee K, Houghton PJ. Leads de plantas medicinais indianas com potencial hipoglicémico. Journal of ethnopharmacology. 2006 Jun 15;106(1):1-28.

56. Rahimi, M. A. Revisão: Anti Diabetic Medicinal Plants Used for Diabetes Mellitus. Bull. Environ. Pharmacol. Life Scienes, 2015 4 (2), 163-180.

57. Ranjan C, Ramanujam R. Diabetes e doenças associadas à resistência à insulina: Disease and the therapy. Curr Sci.2002; 83:1533-38.

58. Riaz Samreen Review on Diabetes mellitus. Sci Res & Essay, 2009; 4 (5), 367-373.

59. Savage DB, Petersen KF, Shulman GI. Disordered lipid

metabolism and the pathogenesis of insulin resistance. Physiological reviews. 2007 Apr;87(2):507-20.

60. Sharma, G.; Sharma, A. R.; Nam, J.-S.; Doss, G. P. C.; Lee, S.-S.; Chakraborty, C. Sistema de administração de insulina baseado em nanopartículas: A próxima geração de terapia eficiente para diabetes tipo 1. J. Nanobiotecnologia 2015, 13 (1), 74.

61. Padrões de Cuidados Médicos em Diabetes--2014. Diabetes Care 2014, 37 (Suplemento_1), S14- S80.

62. Cuidados IM. Standards of medical care in diabetes-2018 Abridged for primary care providers (Normas de cuidados médicos na diabetes-2018 abreviado para prestadores de cuidados primários).

63. Stumvoll M, Goldstein BJ, Van Haeften TW. Type 2 diabetes: principles of pathogenesis and therapy (Diabetes tipo 2: princípios de patogénese e terapia). The Lancet. 2005 Apr 9;365(9467):1333-46.

64. Subramani K, Pathak S, Hosseinkhani H. Tendências recentes no tratamento da diabetes com recurso à nanotecnologia. Jornal de Nanomateriais e Bioestruturas (DJNB). 2012 Jan 1;7(1).

65. Tiwari AK, Rao JM. Diabetes mellitus e abordagens terapêuticas múltiplas de fitoquímicos: Situação atual e perspectivas futuras. Ciência atual. 2002 Jul 10:30-8.

66. Tripathi KD. Essentials of Medical Pharmacology, 3ª edição, Jaypee Brothers, Medical Publishers Ltd., Nova Deli, Índia, pp.2003 532-542

67. Wild S, Roglic G, Green A, Sicree R, King H. (2004) Global prevalence of Diabetes: Estimativas para o ano 2000 e projecções

para 2030. Diabetes Care; 27:1047-1053.

68. Organização Mundial de Saúde. Relatório Global sobre a Diabetes. 2016, 88.

69. Zimmet PZ. A patogénese e a prevenção da diabetes em adultos: genes, autoimunidade e demografia. Diabetes care. 1995 Jul 1;18(7):1050-64.

70. Britto LR, Katz J, Guelmann M, Heft M. Avaliação radiográfica perirradicular em indivíduos diabéticos e controlo. Cirurgia Oral, Medicina Oral, Patologia Oral, Radiologia Oral e Endodontologia. 2003 Oct 1;96(4):449-52.

71. Cheraskin E, Ringsdorf WM. A biologia do paciente endodôntico: III: variabilidade na cicatrização periapical e glicose no sangue. J Oral Med. 1968;23:87-90.

72. Eriksen HM, Berset GP, Hansen BF, Bjertness E. Alterações no estado endodôntico 1973-1993 entre pessoas de 35 anos em Oslo, Noruega. International Endodontic Journal. 1995 May;28(3):129-32.

73. FALK H, HUGOSON A, THORSTENSSON H. Número de dentes, prevalência de cáries e lesões periapicais em diabéticos insulino-dependentes. Jornal Europeu de Ciências Orais. 1989 Jun;97(3):198-206.

74. Fouad AF. A diabetes mellitus como fator modulador das infecções endodônticas. Journal of Dental Education. 2003 Apr;67(4):459-67.

75. Jiménez-Pinzón A, Segura-Egea JJ, Poyato-Ferrera M, Velasco-Ortega E, Ríos-Santos JV. Prevalência de periodontite apical e frequência de dentes obturados numa população espanhola adulta.

International endodontic journal. 2004 Mar;37(3):167-73.

76. Katz J. Elevated blood glucose levels in patients with severe periodontal disease (Níveis elevados de glucose no sangue em pacientes com doença periodontal grave). Jornal de Periodontologia Clínica. 2001 Jul;28(7):710-2.

77. Kohsaka T, Kumazawa M, Yamasaki M, Nakamur H. Lesões periapicais em ratos com diabetes induzida por estreptozotocina. Journal of Endodontics. 1996 Aug 1;22(8):418-21.

78. Soskolne WA, Klinger A. A relação entre doenças periodontais e diabetes: uma visão geral. Anais de Periodontologia. 2001 Dec;6(1):91-8.

79. Ueta E, Osaki T, Yoneda K, Yamamoto T. Prevalência de diabetes mellitus em infecções odontogénicas e candidíase oral: uma análise da supressão de neutrófilos. Journal of oral pathology & medicine. 1993 Abr;22(4):168-74.

80. Thomson WM, Slade GD, Beck JD, Elter JR, Spencer AJ, Chalmers JM. Incidence of periodontal attachment loss over 5 years among older South Australians. Journal of Clinical Periodontology. 2004 Feb;31(2):119-25.

81. Imfeld TN. Prevalência e qualidade do tratamento endodôntico numa população urbana idosa da Suíça. Journal of Endodontics. 1991 Dec 1;17(12):604-7.

82. Figdor D. Periodontite apical: um problema muito prevalente. Oral Surg Oral Med Oral Pathol. 2002 Dec;94(6).

83. Allard U, Palmqvist S. Um levantamento radiográfico das condições periapicais em pessoas idosas numa população de um condado sueco. Dental Traumatology. 1986 Jun;2(3):103-8.

84. Fouad AF. A diabetes mellitus como fator modulador das infecções endodônticas. Journal of Dental Education. 2003 Apr;67(4):459-67.

85. Goto Y, Suzuki KI, Ono T, Sasaki M, Toyota T. Desenvolvimento de diabetes no rato não-obeso NIDDM (rato GK). Prediabetes. 1988:2931.

86. Delamaire M, Maugendre D, Moreno M, Le Goff MC, Allannic H, Genetet B. Impaired leucocyte functions in diabetic patients. Diabetic Medicine. 1997 Jan;14(1):29-34.

87. Rosen SD. Ligandos para L-selectina: homing, inflamação e mais além. Annu. Rev. Immunol. 2004 Abr 23;22:129-56.

88. De Oliveira Martins J, Meyer-Pflug AR, Alba-Loureiro TC, Melbostad H, Da Cruz JW, Coimbra R, Curi R, Sannomiya P. Modulação da inflamação pulmonar aguda induzida por lipopolissacarídeos: papel da insulina. Shock. 2006 Mar 1;25(3):260-6.

89. Iwama A, Morimoto T, Tsuji M, Nakamura K, Higuchi N, Imaizumi I, Shibata N, Yamasaki M, Nakamura H. Aumento do número de bactérias anaeróbias no canal radicular infetado em ratos diabéticos tipo 2. Oral Surgery, Oral Medicine, Oral Pathology, Oral Radiology, and Endodontology. 2006 May 1;101(5):681-6.

90. Brownlee M. Biochemistry and molecular cell biology of diabetic complications (Bioquímica e biologia celular molecular das complicações da diabetes). Nature. 2001 Dec 13;414(6865):813-20.

91. Alba-Loureiro TC, Munhoz CD, Martins JO, Cerchiaro GA,

Scavone C, Curi R, Sannomiya P. Função e metabolismo de neutrófilos em indivíduos com diabetes mellitus. Jornal Brasileiro de Pesquisas Médicas e Biológicas. 2007;40:1037-44.

92. Cruz JW, Oliveira MA, Hohman TC, Fortes ZB. Influência do tolrestat na interação leucócito-endotelial defeituosa na diabetes experimental. Revista Europeia de Farmacologia. 2000 Mar 10;391(1- 2):163-74.

93. West IC. Radicais e stress oxidativo na diabetes. Diabetic medicine. 2000 Mar;17(3):171-80.

94. Leite MF, De Lima A, Massuyama MM, Otton R. O tratamento in vivo com astaxantina previne parcialmente as alterações antioxidantes na polpa dentária de ratos diabéticos induzidos por aloxana. International Endodontic Journal. 2010 Nov;43(11):959-67.

95. Leite MF, De Lima A, Massuyama MM, Otton R. O tratamento in vivo com astaxantina previne parcialmente as alterações antioxidantes na polpa dentária de ratos diabéticos induzidos por aloxana. International Endodontic Journal. 2010 Nov;43(11):959-67.

96. Amatyakul S, Chakraphan D, Chotpaibulpan S, Patumraj S. The effect of long-term supplementation of vitamin C on pulpal blood flow in streptozotocin-induced diabetic rats. Clinical hemorheology and microcirculation. 2003 Jan 1;29(3-4):313-9.

97. Armada-Dias L, Breda J, Provenzano JC, Breitenbach M, Rôças ID, Gahyva SM, Siqueira Junior JF. Desenvolvimento de lesões perirradiculares em ratos normais e diabéticos. Journal of Applied Oral Science. 2006;14:371-5.

98. Kohsaka T, Kumazawa M, Yamasaki M, Nakamur H. Lesões periapicais em ratos com diabetes induzida por estreptozotocina. Journal of Endodontics. 1996 Aug 1;22(8):418-21.

99. Iwama A, Nishigaki N, Nakamura K, Imaizumi I, Shibata N, Y amasaki M, Nakamura H, Kameyama Y, Kapila Y. The effect of high sugar intake on the development of periradicular lesions in rats with type 2 diabetes. Journal of dental research. 2003 Apr;82(4):322-5.

100. Fouad A, Barry J, Russo J, Radolf J, Zhu Q. Progressão da lesão periapical com inoculação microbiana controlada num modelo de ratinho diabético tipo I. Jornal de endodontia. 2002 Jan 1;28(1):8-16.

101. Beller GA. Página do Presidente: a epidemia de diabetes tipo 2 e obesidade nos EUA: motivo de alarme. Journal of the American College of Cardiology. 2000 Dec;36(7):2348-50.

102. Jun HS, Yoon JW. Infecções virais e diabetes tipo 1. Infeção e autoimunidade. 1ª ed.. Elsevier, Amesterdão. 2004 Jan 1:229-49.

103. Tennenberg SD, Finkenauer R, Dwivedi A. Absence of lipopolysaccharide-induced inhibition of neutrophil apoptosis in patients with diabetes. Archives of Surgery. 1999 Nov 1;134(11):1229- 34.

104. BP C. Defesa do hospedeiro e infecções no diabetes mellitus. Diabetes Mellitus de Ellenberg & Rifkin. 2002:601-10.

105. Liles WC, Klebanoff SJ. Regulação da apoptose em neutrófilos - Fas track to death? Journal of immunology (Baltimore, Md.: 1950). 1995 Oct 1;155(7):3289-91.

106. Williams G, Pickup JC. Handbook of diabetes 2nd. Backwell science. 1999;8:53-158.

107. Rees TD. O paciente dentário diabético. Dental Clinics of North America. 1994 Jul 1;38(3):447-63.

108. Campbell J, Pierluissi J, Kovacs K. Pancreatic islet ultrastructure, serum and pancreatic immunoreactive insulin in somatotrophic and metasomatotrophic diabetes in dogs. Journal of submicroscopic cytology. 1981 Oct 1;13(4):599-608.

109. Witko-Sarsat V, Descamps-Latscha B. Neutrophil-derived oxidants and proteinases as immunomodulatory mediators in inflammation. Mediators of inflammation. 1994 Jan 1;3:257-73.

110. Vlassara H. Recent progress in advanced glycation end products and diabetic complications (Progressos recentes nos produtos finais de glicação avançada e complicações diabéticas). Diabetes. 1997 Sep 1;46(Supplement_2):S19- 25.

111. Vlassara H. Recent progress in advanced glycation end products and diabetic complications (Progressos recentes nos produtos finais de glicação avançada e complicações diabéticas). Diabetes. 1997 Sep 1;46(Supplement_2):S19- 25.

112. MA A. O que é que causa a diabetes? Sci Am. 1990;263:62-3.

113. Revista internacional de novas tendências em ciências farmacêuticas. 2014 Nov 10;4(6):201-17.

114. Lehninger AL, Nelson DL, Cox MM. Principles of biochemistry. 2ª ed. Nova Iorque: Worth Publishers, 1993:606, 761.

115. Mealey BL. Impacto dos avanços nos cuidados com a diabetes no tratamento dentário do paciente diabético. Compend Contin Educ

Dent 1998;19:41-58. 18. Ficara AJ, Levin MP, Grower MF, Kramer GD. A comparison of the

116. Teor de glicose e proteína do fluido gengival de diabéticos e não diabéticos. J Periodontal Res 1975;10:171-5.

117. Thorstensson J, Falk H, Hugoson A, Olsson J. Alguns factores salivares em diabéticos dependentes de insulina. Ata Odont Scand 1989;47:175-83.

118. Trieger N, Boguslaw B. A boca na diabetes. In: Rifkin H, Porte D, eds. Ellenberg and Rifkin's diabetes mellitus: theory and practice. 4a ed. New York: Elsevier, 1990.

119. Pindborg JJ. Patologia dos tecidos duros dentários. Philadelphia: WB Saunders Co, 1970.

120. Mathiassen B, Nielsen S, Ditzel J, Rodbro P. Long-term bone loss in insulin-dependent diabetes mellitus. J Intern Med 1990;227:325-7.

121. DeLucca HF. The vitamin D system: a review from basic science to the clinic. Clin Biochem 1981;14:213-22.

122. Hatch CL. Glossodinia como uma manifestação oral de diabetes mellitus. Ear Nose Throat J 1989;68:783-5.

123. Cohen B, Mandel L, Kaynar A. Queixas salivares: uma manifestação de doença mental depressiva. NY State Dent J 1990;56:31-3.

124. Zegarelli D. Boca ardente: uma análise de 57 pacientes. Cirurgia Oral

125. Ueta E, Osaki T, Yoneda K, Yamamoto T. A prevalência de diabetes mellitus em infecções odontogénicas e candidíase oral:

uma análise da supressão de neutrófilos. Oral Surg 1993;22:168-74.

126. Seppala 8, Seppala M, Ainamo J. Um estudo longitudinal sobre a diabetes mellitus dependente de insulina e a doença periodontal. J Clin Periodontal 1993;

127. Marhoffer W. Stein M, Maeser E, Federlin K. Impairment of polymorphonuclear leukocyte function and metabolic control of diabetes. Diabetes Care 1992;15:256-60.

128. Listgarten MA, Laster L, Shapiro J, Cohen DW. Espessura da lâmina basal vascular na gengiva normal e inflamada de diabéticos e não diabéticos. J Periodontol 1974;45:676-84.

129. Lien YH, Stern R, Fu JC. Siegel RC. Inibição da formação de fibrilas de colagénio in vitro e subsequente reticulação por glucose. Science 1984;225:

130. Miller LS, Manwell MA, Newbold D. A relação entre a redução da inflamação periodontal e o controlo da diabetes: um relatório de 9 casos. J Periodontol 1992;63:843-8.

131. Loder RT. The influence of diabetes mellitus on the healing of closed fractures (A influência da diabetes mellitus na consolidação de fracturas fechadas). Clin Orthop 1988;232:210-6.

132. Devlin H, Garland H, Sloan P. Healing of tooth extraction sockets in experimental diabetes mellitus. J Oral Maxillofac Surg 1996;54:1087- 91.

133. Russell BG. A polpa dentária na diabetes mellitus. Ata Pathol Microbiol Scand 1967;70:319-20.

134. Bissada NF, Sharawy AM. Estudo histológico das alterações vasculares gengivais e pulpares em diabéticos humanos. Egito Dent J 1970;16:283-96.

135. Tennenberg SD, Finkenauer B, Dwivedi A. Ausência de inibição da apoptose de neutrófilos induzida por lipopolissacarídeos em doentes com diabetes. Arch Surg 1999;134:1229-34.

136. Robinson HBG, Boling LR. Efeito anocorético na pulpite. JADA 1941; 28:268.

137. Bender IB, Barkan MJ. Bacteremia dentária e sua relação com a endocardite bacteriana; medidas preventivas. Saúde Oral 1990;80:92- 101.

138. Smith LS, Tappe GD. Pulpite experimental em ratos. J Dent Res 1962; 4137.

139. Tziafas D. Anacorese bacteriana experimental em polpas dentárias de cães cobertas com hidróxido de cálcio. J Endodon 1989;15:591-5.

140. Hillmann G, Geurtsen W. Pathohistology of undercalcified teeth in vitamin D-resistent rickets. Oral Surg 1996;82:218-24.

141. Falk H, Hugoson A, Thorstensson H. Prevalência de cáries e lesões periapicais no número de dentes na diabetes insulino-dependente. Scand J Dent Res 1989;97:198-206. Diabetes e polpa dentária 389

142. Tenovuo J, Alanen P, Larjara H, Viikari J, Lehtonen OP. Saúde oral de pacientes com diabetes mellitus dependente de insulina. Scand J Dent Res 1986;

143. E lfving NG, Ljunggren JG, Tomson K. Syrnptomlosa

Tandinfectioner en vanlig orsak till dalig sockerinstallning hos diabetiker. Lakartidningen 1979;

144. Matsson L, Koch G. Frequência de cáries em crianças com diabetes controlada. Scand J Dent Res 1975;83:327-32.

145. Bender IB, Seltzer S, Freedland, JB. A relação da doença sistémica com os insucessos endodônticos e os procedimentos de tratamento. Oral Surg 19633 6: 48. Burket LW. Burket's oral medicine. 5th ed. Philadelphia: JB Lippincott 94:338-46. 76~717-9. 1 102-1 5. Co, 1965.

146. Lugo A, La Vecchia C, Boccia S, Murisic B, Gallus S Padrões de prevalência do tabagismo entre os idosos na Europa. Revista Internacional de Investigação Ambiental e Saúde Pública.2013; 10, 4418-31.

147. Kinane DF, Chestnutt IG. Tabagismo e doença periodontal. Revisões Críticas em Biologia Oral e Medicina.2000; 11, 356-65

148. Sundqvist G, Figdor D Tratamento endodôntico da periodontite apical. Em: Orstavik D, Pitt Ford TR, eds. Essential Endodontology.1998;242-77.

149. Kohsaka T, Kumazawa M, Yamasaki M, Nakamur H. Lesões periapicais em ratos com diabetes induzida por estreptozotocina. Journal of Endodontics. 1996 Aug 1;22(8):418-21.

150. Fouad AF, Burleson J. The effect of diabetes mellitus on endodontic treatment outcome: data from an electronic patient record. O Jornal da Associação Dentária Americana. 2003 Jan 1;134(1):43-51.

151. Iwama A, Nishigaki N, Nakamura K et al. O efeito da ingestão elevada de açúcar no desenvolvimento de lesões perirradiculares

em ratos com diabetes tipo 2. Journal of Dental Research.2003; 82, 322-5

152. Kodama Y, Matsuura M, Sano T et al. A diabetes aumenta a cárie dentária e a periodontite apical em ratos WBN/KobSlc susceptíveis à cárie. Comparative Medicine. 2011;61, 53-9

153. Liu L, Zhang C, Hu Y, Peng B. Efeito protetor da metformina nas lesões periapicais em ratos através da diminuição do rácio ativador do recetor do fator nuclear kappa B ligando/osteoprotegerina. Journal of Endodontics.2012;

154. Cintra LT, da Silva Facundo AC, Prieto AK et al. Doenças pulpares e periodontais aumentam os níveis de triglicerídeos em ratos diabéticos. Clinical Oral Investigations.2013;

155. Cheraskin E, Ringsdorf WM Jr. A biologia do paciente endodôntico: 3. Variabilidade na cicatrização periapical e glicose no sangue. Journal of Oral Medicine.1968;

156. Bender IB, Bender AB. Diabetes mellitus e a polpa dentária. Jornal de Endodontia,2003 ;

157. Falk H, Hugoson A, Thorstensson H. Número de dentes, prevalência de cáries e lesões periapicais em diabéticos dependentes de insulina. Scandinavian Journal of Dental Research, 1989;

158. Manfredi M, McCullough MJ, Vescovi P, et al. Atualização sobre diabetes mellitus e doenças orais relacionadas. Oral Dis 2004;10:187-200

159. Delamaire M, Maugendre D, Moreno M, et al. Impaired leukocyte functions in diabetic patients. Diabetes Med 1997;14:29-34.

160. Salvi GE, Carollo-Bittel B, Lang NP. Efeitos da diabetes mellitus

nas condições periodontais e peri-implantares: atualização sobre associações e riscos. J Clin Periodontol 2008; 35(8 Suppl):398-409.

161. Katz J. Níveis elevados de glucose no sangue em pacientes com doença periodontal grave. J Clin Periodontol 2001;28:710-2.

162. Estado periapical e endodôntico de pacientes diabéticos tipo 2 na Catalunha, Espanha: A Cross-sectional Study Jose Lopez-Lopez. J Clin periodontol 2002;28:711-4

163. Diabetes mellitus e a polpa dentária 1. B. Bender, DDS, e A. B. Bender, MD

164. Diabetes mellitus, inflamação periapical e resultados do tratamento endodôntico Juan J Segura-Egea 1 , Lizett Castellanos-Cosano

165. A relação das doenças sistémicas com os insucessos endodônticos e os procedimentos de tratamento painelI. B. Bender D.D.S.

166. Efeito do tratamento endodôntico nos resultados clínicos de pacientes diabéticos tipo 2 com doença apical Shengming Wang

167. Segura-Egea JJ, Castellanos-Cosano L, Martin-Gonzalez J, et al. Diabetes mellitus, inflamação periapical e resultado do tratamento endodôntico. Med Oral Patol Oral Cir Bucal 2012;17:e356-61.

168. Marending M, Peters OA, Zehnder M. Factores que afectam o resultado da terapia ortógrada dos canais radiculares numa clínica hospitalar de medicina dentária geral. Oral Surg Oral Med Oral Pathol Oral Radiol Endod 2005;99:119-24

169. Ng YL, Mann V, Rahbaran S, et al. Resultado do tratamento primário do canal radicular: uma revisão sistemática da literatura

- parte 2. Influência de factores clínicos. Int Endod J 2008;41:6-31

170. Dienelt A, ZurNieden N. A hiperglicemia prejudica a esqueletogénese de células estaminais embrionárias ao afetar a diferenciação de osteoblastos e osteoclastos. Stem Cells Dev 2011;20: 465-74.

171. Tanaka K, Yamaguchi T, Kaji H, et al. Os produtos finais de glicação avançada suprimem a diferenciação osteoblástica das células estromais através da ativação do stress do retículo endoplasmático. Biochem Biophys Res Commun 2013;438:463-7.

172. Pickup JC. Inflammation and activated innate immunity in the pathogenesis of type 2 diabetes. Diabetes Care 2004;27:813-23.

173. Segura-Egea JJ, Martin-Gonzalez J, Sanchez Domínguez B, et al. Respuesta immune innatapulparfrente a la caries: mecanismosefectores. Endodoncia 2014; 32:85-96.

174. Doyle SL, Hodges JS, Pesun IJ, et al. Factores que afectam os resultados de implantes de um único dente e restaurações endodônticas. J Endod 2007;33:399-402.

175. Hu H, Jiang H, Ren H, et al. AGEs e inflamação subclínica crónica na diabetes: perturbações do sistema imunitário. Diabetes Metab Res Rev 2015;31:127-37

176. Bender IB, Seltzer S, Freedland J. The relationship of systemic diseases to endodontic failures and treatment procedures. Oral Surg Oral Med Oral Pathol 1963;16:1102-15

177. Cheraskin E, Ringsdorf WM Jr. A biologia do paciente endodôntico. 3. Variabilidade na cicatrização periapical e na

glicose sanguínea. J Oral Med. 1968;23:87-90.

178. Falk H, Hugoson A, Thorstensson H. Número de dentes, prevalência de cáries e lesões periapicais em diabéticos dependentes de insulina. Scand J Dent Res. 1989;97:198-206.

179. Ueta E, Osaki T, Yoneda K, Yamamoto T. Prevalência de diabetes mellitus em infecções odontogénicas e candidíase oral: uma análise da supressão de neutrófilos. J Oral Pathol Med. 1993;22:168-74.

180. Fouad A, Barry J, Russo J, Radolf J, Zhu Q. Progressão da lesão periapical com inoculação microbiana controlada num modelo de ratinho diabético de tipo I. J Endod. 2002;28:8-16

181. Fouad AF, Burleson J. The effect of diabetes mellitus on endodontic treatment outcome: data from an electronic patient record. J Am Dent Assoc. 2003;134:43-51.

182. Britto LR, Katz J, Guelmann M, Heft M. Avaliação radiográfica perirradicular em indivíduos diabéticos e controlo. Oral Surg Oral Med Oral Pathol Oral Radiol Endod. 2003;96:449-52

183. Mindiola et al. (15) realizaram um estudo epidemiológico numa população regional de nativos americanos para identificar os factores que afectam a retenção dos dentes obturados e determinar a frequência dos cuidados endodônticos. Os resultados sugeriram que a diabetes contribui para a diminuição da retenção dos dentes obturados

184. Mindiola MJ, Mickel AK, Sami C, Jones JJ, Lalumandier JA, Nelson SS. Tratamento endodôntico numa população de índios americanos: Um estudo retrospetivo de 10 anos. J Endod. 2006;32:828-32.

185. Doyle SL, Hodges JS, Pesun IJ, Baisden MK, Bowles WR. Factores que afectam os resultados de implantes de um único dente e restaurações endodônticas. J Endod. 2007;33:399-402.

186. Wang CH, Chueh LH, Chen SC, Feng YC, Hsiao CK, Chiang CP. Impacto da diabetes mellitus, hipertensão e doença arterial coronária na extração de dentes após tratamento endodôntico não cirúrgico. J Endod. 2011;37:1-5.

187. Diabetes mellitus, inflamação periapical e resultados do tratamento endodôntico Juan J Segura-Egea

188. Relatório do Comité de Peritos para o Diagnóstico e Classificação da Diabetes Mellitus. Diabetes Care 2000;23:S4-S19.

189. Estatísticas da diabetes. National Diabetes Information Clearinghouse, National Institute of Diabetes and Digestive and Kidney Diseases, National Institutes of Health. Disponível em: "www.niddk.nih.gov/health/diabetes/pubs/ dmstats/dmstats.htm". Acessado em 27 de agosto de 2001.

190. Diagnóstico da diabetes. National Diabetes Information Clearinghouse, National Institute of Diabetes and Digestive and Kidney Diseases, National Institutes of Health. Disponível em: "www.niddk.nih.gov/health/ diabetes/pubs/diagnosis/diagnosis.htm". Acessado em 30 de agosto de 2001.

191. Grupo de Investigação do Ensaio de Controlo e Complicações da Diabetes. The effect of intensive treatment of diabetes on the development and progression of long-term complications in insulin dependent diabetes mellitus. N Engl J Med 1993;329:977-86.

192. Associação Americana de Diabetes. Standards of medical care for patients with diabetes mellitus (position statement). Diabetes Care 2000;23:S32-S42.

193. Medicamentos para pessoas com diabetes. National Diabetes Information Clearinghouse, National Institute of Diabetes and Digestive and Kidney Diseases, National Institutes of Health. Disponível em: "www. niddk.nih.gov/health/diabetes/pubs/med/index.htm". Acedido em 30 de agosto de 2001.

194. Mealey BL. Impacto dos avanços nos cuidados com a diabetes no tratamento dentário do paciente diabético. Compend Contin Educ Dent 1998;19: 41-58.

195. Levin JA, Muzyka BC, Glick M. Dental management of patients with diabetes mellitus. Compend Contin Educ Dent 1996;17:82-90.

196. Moore PA, Orchard T, Guggenheimer J, Weyant RJ. Diabetes e promoção da saúde oral: um inquérito sobre comportamentos de prevenção de doenças. JADA 2000;131:1333-41.

197. Associação Americana de Periodontologia. Diabetes e doenças periodontais (position paper). J Periodontol 1999;70:935-49.

198. Galili D, Findler M, Garfunkel AA. Complicações orais e dentárias associadas à diabetes e seu tratamento. Compêndio 1994; 15:496-509.

199. Moore PA, Weyant RJ, Mongelluzzo MB, et al. Diabetes mellitus tipo 1 e saúde oral: avaliação da doença periodontal. J Periodontol 1999;70:409-17.

200. Haber J, Wattles J, Crowley M, Mandell R, Joshipura K, Kent RL.

Evidence for cigarette smoking as a major risk fator for periodontitis. J Periodontol 1993;64:16-23.

201. Sreebny LM, Yu A, Green A, Valdini A. Xerostomia na diabetes mellitus. Diabetes Care 1992;15:900-4.

202. Quirino MR, Birman EG, Paula CR. Manifestações bucais do diabetes mellitus em pacientes controlados e não controlados. Braz Dent J 1995;6:131-6.

203. Chavez EM, Taylor GW, Borrell LN, Ship JA. Salivary function and glycemic control in older persons with diabetes (Função salivar e controlo glicémico em idosos com diabetes). Oral Surg Oral Med Oral Pathol Oral Radiol Endod 2000;89:305-11.

204. Russotto SB. Aumento assintomático da glândula parótida no diabetes mellitus. Oral Surg Oral Med Oral Pathol 1981;52:594-8.

205. Guggenheimer J, Moore PA, Rossie K, et al. Insulin-dependent diabetes mellitus and oral soft tissue pathologies, II: prevalence and characteristics of Candida and candidal lesions. Oral Surg Oral Med Oral Pathol Oral Radiol Endod 2000;89:570-6.

206. Hill LV, Tan MH, Pereira LH, Embil JA. Associação da candidíase oral com o controlo diabético. J Clin Pathol 1989;42:502-5.

207. Jones AC, Bentsen TY, Freedman PD. Mucormicose da cavidade oral. Oral Surg Oral Med Oral Pathol 1993;75:455-60.

208. Sánchez-Domínguez B, López-López J, Jané-Salas E, Castellanos-Cosano L, Velasco-Ortega E, Segura-Egea JJ. Níveis de hemoglobina glicada e prevalência de periodontite apical em pacientes diabéticos tipo 2. Journal of endodontics. 2015 May

1;41(5):601-6.

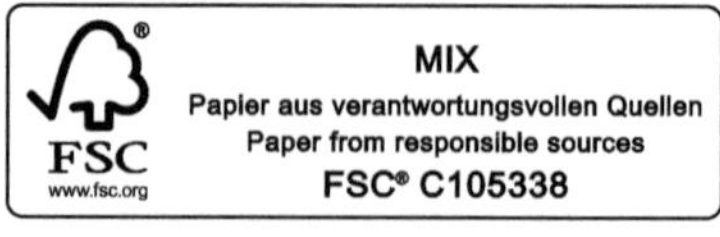

Printed by Books on Demand GmbH, Norderstedt / Germany